Kepada yang terkasih dalam Kristus,

_____

Dipersembahkan oleh:

_____

Tanggal:

PUASA YANG BERHASIL

DEREK PRINCE

Penerbit dan Penyalur Utama:
Derek Prince Ministries Indonesia
Telp: 021 – 45846494 / 70940645
Fax: 021 – 45846494
Email: kontak@dpmindonesia.org
Website: www.dpmindonesia.org

Hak Cipta Dilindungi
Cetakan Sembilan: Maret 2013

Originally published in English under the title,
Fasting & How to Fast Successfully
Copyright © 1986, 1976 Derek Prince
All Rights Reserved
Indonesian translation published
by permission
Copyright © 2004
Derek Prince Ministries – International
P.O.Box 19501, Charlotte, NC 28219 – 9501, U.S.A.

Terima kasih untuk tidak mengcopy/mengambil bagian/ seluruh isi buku ini tanpa izin penerbit. Karena untuk setiap buku yang terjual, Anda telah mendukung pelayanan literatur Derek Prince Ministries di Indonesia.

ISBN 978-1-78263-025-8
T66IN/2000/0313/Gr

DAFTAR ISI

	Hal
PRAKATA	7
BAB I – MENGAPA BERPUASA	
Berpuasa Perlu untuk Merendahkan Diri	13
Bagaimana Yesus Berpuasa	22
Berpuasa Mengubah Kehidupan Kita	31
Berpuasa Mengubah Perjalanan Sejarah	39
Berpuasa untuk "Hujan Akhir"	48
BAB II – BAGAIMANA BERPUASA	
Haruskah Orang Kristen Berpuasa?	61
Persiapan untuk Berpuasa	63
Untuk Apa Berpuasa?	72
Berapa Lama Harus Berpuasa?	77
Apa yang Terjadi Sewaktu Berpuasa?	80
Bila Terjadi Reaksi Negatif pada Tubuh	84
Menarik Manfaat Sebesar-Besarnya Dari Berpuasa	89
Berbagai Jenis Puasa	91
Memelihara Hari Sabat dan Berpuasa	95
Bagaimana Cara Berbuka Puasa	102
KESIMPULAN	105

PRAKATA

Dalam buku ini Anda akan menemukan petunjuk-petunjuk praktis yang berhubungan dengan berpuasa, ditinjau dari berbagai segi. Banyak orang kurang begitu memahami hal-ihwal berpuasa, dan sering kita mendengar pertanyaan seperti, "Bagaimana caranya berpuasa?" "Berapa lamakah kita harus berpuasa" "Berapa seringkah kita harus berpuasa?", Bagaimana cara berbuka puasa?", dan sebagainya. Buku ini diterbitkan untuk menjawab pertanyaan-pertanyaan semacam itu dan sekaligus meluruskan berbagai pendapat yang keliru mengenai berpuasa.

Terlebih dahulu saya akan mengajukan definisi berpuasa. Yang dimaksud dengan berpuasa adalah berpantang terhadap makanan demi mencapai tujuan rohani tertentu. Inilah definisi berpuasa yang umumnya saya pakai. Bagi sementara orang, berpuasa berarti hanya berpantang terhadap makanan, namun diperkenankan minum air putih (atau cairan lain). Meskipun demikian, Alkitab mencatat mengenai orang-orang tertentu yang pernah berpuasa dengan berpantang makan *dan* minum selama 40 hari berturut-turut. Adapun yang akan kita pelajari sekarang ini adalah berpuasa dalam arti berpantang hanya terhadap makanan, demi mencapai tujuan rohani tertentu.

Sebagian besar dan orang-orang yang bertanya mengenai cara berpuasa itu sebenarnya sudah cukup lama, bahkan telah bertahun-tahun menjadi orang Kristen dan anggota gereja. Tetapi tampaknya mereka belum pernah mendapatkan pengajaran yang memadai tentang hal-ihwal berpuasa. Padahal sebenarnya ada cukup banyak ayat di dalam Alkitab yang membahas hal berpuasa itu. Mengingat bahwa orang-orang Kristen tersebut pada umumnya cukup mengerti mengenai hal berdoa, maka terlebih dahulu saya akan mulai dengan mengemukakan beberapa persamaan antara berdoa dan berpuasa.

Dalam **Matius pasal 6** kita dapat membaca Khotbah Yesus di Bukit, yang antara lain membicarakan tentang kewajiban berdoa dan berpuasa. Ternyata, Yesus memilih kata-kata yang hampir sama ketika membicarakan kedua pokok yang berbeda itu. Bedanya, pada waktu mengajar tentang hal berdoa Yesus juga memberikan suatu contoh doa, yaitu yang biasa disebut Doa Bapa Kami Namun, pada hakikatnya terdapat suatu persamaan yang mendasar antara berpuasa dan berdoa, dan saya akan menyebutkan dua aspek dari persamaan tersebut.

Kita semua mengetahui bahwa berdoa dapat dilakukan secara bersama-sama, dalam sebuah kelompok doa misalnya, tetapi juga secara pribadi, yaitu apabila doa itu dilakukan seorang diri saja. Saya percaya hal ini pun berlaku dalam hal berpuasa. Kita dapat berpuasa secara bersama-sama, yaitu berkumpul dengan saudara-saudara seiman untuk bersama-sama berpantang makan, tetapi kita dapat juga berpuasa secara pribadi.

Ada dua macam doa yang kita kenal, yaitu doa yang secara rutin dipanjatkan setiap hari pada waktu-waktu tertentu dan doa-doa khusus yang dipanjatkan di luar waktu doa yang rutin itu, misalnya pada waktu Roh

Kudus menggerakkan kita untuk berdoa lebih banyak lagi. Doa jenis yang terakhir ini biasanya dipanjatkan karena ada persoalan atau kebutuhan tertentu yang bersifat khusus. Demikian pula halnya dengan berpuasa. Orang Kristen seharusnya melakukan puasa secara rutin sebagai bagian dari disiplin kehidupan rohaninya. Tetapi ada kalanya Roh Kudus menggerakkan seseorang untuk melakukan puasa di luar jadwal puasa yang biasa, secara lebih bersungguh-sungguh lagi dan untuk jangka waktu yang lebih lama. Maka jelaslah bagi kita bahwa terdapat beberapa persamaan antara berdoa dan berpuasa. Ada doa pribadi yang dilakukan oleh kita masing-masing secara terpisah dan ada doa bersama. Demikian juga, ada *puasa* yang dilakukan secara *pribadi* dan **Puasa** yang dilakukan ***bersama-sama***. Kemudian, ada doa yang dipanjatkan secara rutin pada waktu-waktu yang teratur dan doa khusus di luar jam doa yang rutin itu. Maka ada juga, *puasa* yang dilakukan secara **rutin** (misalnya pada suatu hari atau pun pada hari-hari tertentu setiap minggu) dan ***puasa khusus*** yang diperintahkan oleh Roh Kudus, di luar jadwal puasa yang rutin.

[Redaksi: Adapun sebagai karya terjemahan, sesungguhnya buku ini merupakan gabungan dari dua buah buku kecil tulisan Derek Prince yang pernah diterbitkan dalam bahasa lnggris. Buku yang pertama lebih banyak berisi penjelasan mengenai mengapa orang Kristen wajib berpuasa sedangkan yang kedua lebih banyak menguraikan bagaimana puasa tersebut dapat dilakukan. Oleh karena itu, buku ini kami bagi dalam dua bab utama. Bab pertama menjelaskan mengapa orang Kristen diwajibkan untuk berpuasa, dan bab yang kedua, bagaimana kita menjalankan puasa tersebut. Selamat membaca.)

BAB I

MENGAPA BERPUASA

BERPUASA PERLU UNTUK MERENDAHKAN DIRI

Dari semua hal yang diwahyukan Tuhan kepada manusia melalui Alkitab ada satu hal yang boleh dikata merupakan kunci utama untuk dapat berhasil dalam kehidupan. Sayang sekali, kunci tersebut kurang diperhatikan, bahkan kurang dipelihara dan dimanfaatkan sebagaimana mestinya oleh Gereja. Ada pun kunci yang dimaksud adalah "berpuasa".

"Berpuasa" di sini artinya adalah "berpantang secara sukarela dari makanan demi mencapai suatu tujuan rohani tertentu." Kadang-kadang orang berpuasa dengan tidak hanya berpantang terhadap makanan, tetapi juga terhadap minuman. Tetapi sesungguhnya itu jarang sekali dilakukan. Yesus sendiri pernah berpuasa ketika Ia berada di padang gurun, sebelum memulai pekerjaan pelayanan-Nya yang besar itu, dan ketika itu Ia hanya berpantang terhadap makanan. **Matius 4:2** mencatat hal tersebut sebagai berikut:

> *Dan setelah berpuasa empat puluh hari dan empat puluh malam, akhirnya laparlah Yesus.*

Tampaknya Ia tidak berpantang minum selama empat puluh hari tersebut. Sebab sebelum merasa lapar, orang yang berpantang minum tentu akan merasa dahaga terlebih dahulu. Tetapi ayat di atas tidak berkata, "dahagalah Yesus", melainkan *"laparlah Yesus"*. Rupanya Yesus berpantang makan, namun tidak berpantang untuk minum air.

Ada sementara sikap dan pandangan dalam masyarakat bahwa berpuasa merupakan suatu hal yang asing, bahkan terkesan menakutkan. Tentu saja pandangan demikian tidak benar karena di sepanjang sejarah Alkitab tidak sedikit umat pilihan Allah yang menjalani puasa secara teratur. Dan tentu saja, ibadah puasa juga dikenal dalam agama-agama besar lainnya di dunia, yaitu Hindu, Budha dan Islam.

Pada hakikatnya, tujuan utama yang hendak dicapai dengan berpuasa adalah kerendahan hati. Alkitab berkata bahwa berpuasa merupakan cara yang ditetapkan Allah bagi manusia untuk merendahkan diri di hadapan-Nya. Dalam seluruh pewahyuan Alkitab Allah memang menuntut agar umat-Nya selalu merendahkan diri di hadapan-Nya. Ada banyak ayat Alkitab yang menekankan hal tersebut, di antaranya adalah empat ayat berikut ini

Dalam **Matius 18:4** Yesus berkata:

> *"... barangsiapa merendahkan diri dan menjadi seperti anak kecil ini, dialah yang terbesar dalam Kerajaan Sorga."*

Yesus juga berfirman dalam **Matius 23:12**:

> *"... barangsiapa meninggikan diri, ia akan direndahkan dan barangsiapa merendahkan diri, ia akan ditinggikan."*

Yakobus 4:10:

Rendahkanlah dirimu di hadapan Tuhan, dan Ia akan meninggikan kamu.

I Petrus 5:6:

Karena itu rendahkanlah dirimu di bawah tangan Tuhan yang kuat, supaya kamu ditinggikan-Nya pada waktunya.

Satu kebenaran penting yang terungkap dalam keempat ayat tersebut adalah bahwa tanggung jawab untuk merendahkan diri (hati) terletak pada diri manusia sendiri. Kita tak dapat mengalihkan tanggung jawab tersebut kepada Tuhan. Doa yang berbunyi: "Tuhan, jadikanlah aku rendah hati", sebenarnya kurang Alkitabiah, sebab dalam Alkitab Tuhan selalu berkata: *"Rendahkanlah dirimu."*

Dalam Alkitab itu juga Allah menunjukkan kepada kita suatu cara praktis agar dapat merendahkan diri (hati). Dalam **Mazmur 35:13** Daud berkata: *"Aku menyiksa diriku [merendahkan jiwaku, demikian bunyi terjemahan bahasa Inggrisnya] dengan berpuasa."* Untuk dapat merendahkan jiwa atau hatinya Daud menempuh suatu cara yang praktis, yaitu (menyiksa diri) dengan berpuasa.

Sekarang kita akan menyimak beberapa contoh dalam sejarah Alkitab, bagaimana umat Allah merendahkan diri dengan cara berpuasa. Pertama, kita melihat suatu peristiwa yang tercatat dalam **Ezra 8:21-23**. Di situ diperlihatkan langkah yang diambil oleh Ezra ketika ia harus mengepalai sebuah rombongan kaum Yahudi yang akan melakukan perjalanan kembali ke Yerusalem setelah menjalani masa pembuangan di Babel. Mereka harus menempuh jarak yang amat jauh dan perjalanan yang cukup berat melintasi suatu daerah yang merupakan sarang penyamun dan dihuni oleh suku-suku bangsa yang masih tergolong biadab. Selain membawa istri dan anak-anak mereka, rombongan tersebut juga harus memboyong kembali bejana-bejana suci dari bait Allah. Keadaan yang harus dihadapi benar-benar berbahaya. Sebenarnya Ezra mempunyai dua pilihan untuk menjamin keselamatan perjalanan mereka. Yang pertama, ia dapat meminta kepada penguasa Kerajaan Persia supaya diberi pengawalan oleh sebuah pasukan tentara berkuda dan sejumlah prajurit bersenjata untuk melindungi mereka. Kedua, ia dapat mempercayakan keselamatan rombongan itu sepenuhnya ke dalam tangan Tuhan. Pada akhirnya Ezra memilih hal yang kedua, dan inilah yang kemudian dikisahkannya:

> *Kemudian di sana, di tepi sungai Ahawa itu, aku memaklumkan puasa supaya kami merendahkan diri di hadapan Allah kami dan memohon kepada-Nya jalan yang aman bagi kami, bagi anak-anak kami dan segala harta benda kami.*
>
> *Karena aku malu meminta tentara dan orang-orang berkuda kepada raja untuk mengawal kami terhadap musuh di jalan; sebab kami telah berkata kepada raja, demikian: "Tangan Allah kami melindungi semua orang yang mencari Dia demi keselamatan mereka, tetapi kuasa murka-Nya menimpa semua orang yang meninggalkan Dia."*
>
> *Jadi berpuasalah kami dan memohonkan hal itu kepada Allah dan Allah mengabulkan permohonan kami.*

Ezra dihadapkan pada dua buah pilihan, yaitu menempuh cara yang duniawi (kedagingan) atau menempuh cara rohani. Ia bisa saja memilih cara yang duniawi dan meminta pengawalan dari tentara dan pasukan berkuda. Menempuh cara ini tidak merupakan suatu dosa, namun seandainya Ezra memilih cara itu, sebenarnya tindakannya kurang beriman. Tetapi Ezra menempuh cara rohani. Ia memilih untuk berharap kepada Tuhan dan meminta bantuan dan perlindungan-Nya yang supra-natural (adikodrati). Ezra dan seluruh rombongan orang Yahudi itu memang mengetahui cara yang paling tepat untuk mendapatkan pertolongan Tuhan. Mereka sudah mengerti hal-hal seperti ini. Mereka pun berpuasa dan merendahkan diri di hadapan Tuhan. Mereka berseru kepada Tuhan, lalu Tuhan mendengar seruan itu, sehingga perjalanan mereka pun selamat.

Dalam **II Tawarikh 20:2-4** tercatat pula suatu peristiwa yang terjadi dalam Kerajaan Yehuda, ketika Yosafat berkuasa sebagai raja:

> *Datanglah orang memberitahukan Yosafat: "Suatu laskar yang besar datang dari seberang Laut Asin, dari Edom, menyerang tuanku. Sekarang mereka di Hazezon-Tamar, ..."*
>
> *Yosafat menjadi takut, lalu mengambil keputusan untuk mencari TUHAN. Ia menyerukan kepada seluruh Yehuda supaya berpuasa.*
>
> *Dan Yehuda berkumpul untuk meminta pertolongan dari pada TUHAN. Mereka datang dari semua kota di Yehuda untuk mencari TUHAN.*

Selanjutnya Yosafat berdoa dan memohon pertolongan Tuhan, dan doanya diakhirinya dengan sebuah kalimat yang amat penting untuk kita semua menyimaknya (**II Tawarikh 20:12**):

> *"Ya Allah kami, tidakkah Engkau akan menghukum mereka? Karena kami tidak mempunyai kekuatan untuk menghadapi laskar yang besar ini, yang datang menyerang kami. Kami tidak tahu apa yang harus kami lakukan, tetapi mata kami tertuju kepada-Mu."*

Inilah kata-kata kunci yang terdapat di bagian penutup doa tersebut: *"Kami tidak mempunyai kekuatan ... Kami tidak tahu apa yang harus kami lakukan."* Itulah sebabnya mereka harus datang kepada Tuhan untuk meminta pertolongan-Nya yang ajaib. Dan mereka sudah mengetahui cara yang harus ditempuh, yaitu dengan berpuasa. Mereka meninggalkan cara-cara jasmani dan berpaling kepada kekuatan yang supra-natural, kuasa Allah yang ajaib.

Contoh lain, yang dengan jelas menunjukkan puasa yang dilakukan pada masa Perjanjian Lama, dapat kita baca dalam ketetapan-ketetapan mengenai Hari Raya Pendamaian ("Hari Grafirat", **TL**), yang oleh bangsa Yahudi lazim disebut sebagai Hari Raya *Yom Kippur*. **Imamat 16:29-31**:

> *Inilah yang harus menjadi ketetapan untuk selama-lamanya bagi kamu, yakni pada bulan yang ketujuh, pada tanggal sepuluh bulan itu kamu harus merendahkan diri dengan berpuasa dan janganlah kamu melakukan sesuatu pekerjaan, baik orang Israel asli maupun orang asing yang tinggal di tengah-tengahmu.*

> *Karena pada hari itu harus diadakan pendamaian bagimu untuk mentahirkan kamu. Kamu akan ditahirkan dari segala dosamu di hadapan TUHAN.*
>
> *Hari itu harus menjadi sabat, hari perhentian penuh, bagimu dan kamu harus merendahkan diri dengan berpuasa. Itulah suatu ketetapan untuk selama-lamanya.*

Berdasarkan catatan sejarah, hingga sekarang bangsa Yahudi sudah kurang lebih 3.500 tahun lamanya memperingati Hari Raya Pendamaian atau *Yom Kippur* itu sebagai hari untuk berpuasa. Suatu catatan dalam Perjanjian Baru juga menegaskan hal tersebut, yaitu **Kisah Para Rasul 27:9** yang mengisahkan pelayaran Rasul Paulus menuju kota Roma di Italia:

> *Sementara itu sudah banyak waktu yang hilang.* ***Waktu puasa*** *sudah lampau dan sudah berbahaya untuk melanjutkan pelayaran.*

Yang dimaksudkan dengan *"waktu puasa"* dalam ayat tersebut adalah Hari Raya Pendamaian, yang selalu jatuh pada akhir bulan September atau awal Oktober, tepat sebelum tibanya musim dingin. Dari catatan dalam Perjanjian Baru itu kita mengetahui bahwa Hari Raya Pendamaian selalu diperingati sebagai *"waktu puasa"*. Allah memang ingin agar umat-Nya merendahkan diri di hadapan-Nya dengan berpuasa bersama-sama. Itulah yang menjadi perjanjian dan peraturan yang ditetapkan untuk Hari Raya Pendamaian, yaitu hari yang paling suci dalam penanggalan bangsa Yahudi.

Ada dua fakta yang penting untuk diperhatikan di sini. Pertama, berpuasa pada Hari Raya Pendamaian itu merupakan semacam pertanda manusiawi untuk menanggapi pengampunan dan penyucian dosa yang dilakukan Allah pada hari tersebut. Seperti diketahui, Allah telah menyediakan suatu upacara, yang mengharuskan seorang Imam Besar masuk ke dalam ruang Yang Maha Kudus untuk menyelenggarakan pendamaian (pemulihan hubungan dengan Tuhan). Kedua, pendamaian tersebut *hanya akan bermanfaat bagi orang-orang yang menerimanya dengan melakukan ibadah puasa*. Dengan perkataan lain, Allah telah menyediakan pengampunan dan penyucian dosa, namun untuk memperoleh pengampunan dan penyucian dosa tersebut manusia tak boleh berpangku tangan saja. Manusia sendiri harus juga melakukan bagiannya. Prinsip ini berlaku dalam berbagai bentuk hubungan yang dijalin antara Allah dan manusia. Allah telah melakukan bagian-Nya dengan menyediakan segala sesuatu bagi manusia, tetapi Ia mengharapkan agar manusia sendiri menanggapi uluran tangan-Nya dengan suatu tindakan yang nyata pula. Dan sering kali bentuk tanggapan yang diharapkan-Nya dari kita adalah dengan berpuasa. Di bawah Hukum Taurat berpuasa merupakan sesuatu yang diwajibkan oleh Allah bagi seluruh umat-Nya. Malahan Allah menetapkan agar orang yang lalai untuk berpuasa pada Hari Raya Pendamaian harus disingkirkan dari antara orang-orang sebangsanya, supaya jangan menjadi bagian dari umat Allah.

Demikianlah kita melihat bahwa Allah begitu menekankan pentingnya berpuasa sebagai suatu cara bagi umat untuk merendahkan diri di hadapan-Nya, agar mereka layak menerima segala berkat yang telah disediakan-Nya.

Selanjutnya kita akan mempelajari tentang puasa yang dilakukan oleh Yesus selama hidup-Nya di bumi, demikian juga tentang puasa yang dijalankan oleh jemaat Kristen yang mula-mula pada masa Perjanjian Baru.

BAGAIMANA YESUS BERPUASA

Di pasal yang sebelumnya telah dikemukakan bahwa berpuasa merupakan sebuah kunci rahasia yang terhilang, padahal seluruh pewahyuan Alkitab dengan jelas memperlihatkannya. Namun Gereja Tuhan telah lama meremehkan dan menelantarkan kunci untuk kehidupan yang berhasil itu. Yang dimaksudkan dengan berpuasa di sini adalah berpantang makan secara sukarela demi mencapai tujuan rohani tertentu.

Alkitab mengungkapkan bahwa tujuan utama yang hendak dicapai dengan berpuasa adalah untuk memiliki kerendahan hati. Berpuasa merupakan cara Alkitabiah untuk merendahkan diri. Dalam seluruh pewahyuan Alkitab, jelas sekali bahwa Allah ingin agar umat-Nya benar-benar merendahkan diri di hadapan-Nya. Dan Ia telah memberikan suatu cara yang sederhana dan praktis kepada mereka untuk dapat merendahkan diri, yaitu dengan berpuasa.

Dalam Perjanjian Lama kita melihat beberapa contoh berpuasa yang dilakukan oleh umat Tuhan, antara lain Daud (pengakuannya) dalam kitab Mazmur; Ezra dan rombongan orang Yahudi yang melakukan perjalanan kembali dari Babel, yaitu tempat pembuangan mereka; Raja Yosafat dan seluruh rakyatnya di negeri Yehuda; demikian juga setiap warga Yahudi yang beriman yang diwajibkan untuk berpuasa pada Hari Raya Pendamaian.

Saya percaya bahwa berpuasa itu pada dasarnya berarti melepaskan diri dari alam yang bersifat natural (jasmani atau duniawi) untuk memasuki alam supra-natural (adi kodrati) atau alam roh, guna mendapatkan pertolongan Allah yang ajaib. Perkara jasmani atau duniawi yang paling biasa kita lakukan setiap hari adalah makan. Oleh karena itu, apabila kita berpantang makan, itu berarti kita dengan sengaja beralih dari hal yang bersifat natural (jasmani) ke hal yang bersifat supra-natural atau rohani dan, berpaling kepada Allah untuk mendapatkan pertolongan-Nya yang ajaib. Ada suatu makna yang sangat dalam di balik hal tersebut.

Ketika Yesus berada di bumi, berpuasa merupakan suatu bagian yang rutin dari kehidupan dan pelayanan-Nya. Demikian juga halnya dengan jemaat Kristen yang mula-mula yang diceritakan dalam Perjanjian Baru. Yesus, yang adalah Tuhan sendiri, juga berpuasa. Hal ini dapat kita lihat dalam **Lukas 4:1-2**:

> *Yesus, yang penuh dengan Roh Kudus, kembali dari sungai Yordan, lalu dibawa oleh Roh Kudus ke padang gurun.*
>
> *Di situ Ia tinggal empat puluh hari lamanya dan dicobai Iblis. Selama di situ Ia* **tidak makan apa-apa** *[artinya, berpuasa] dan sesudah waktu itu Ia lapar.*

Ayat-ayat di atas menunjukkan bahwa ada kemungkinan Yesus tidak berpantang minum, namun di situ jelas dikatakan bahwa Ia berpantang makan.

Sebelum memulai pelayanan-Nya di hadapan umum, terlebih dahulu ada dua hal penting yang harus dialami oleh Yesus. Yang pertama, Roh Kudus harus turun ke atas-

Nya, untuk mengisi-Nya dengan kuasa supra-natural yang akan diperlukan dalam pelayanan-Nya. Namun sesudah itu Ia tidak segera pergi untuk melayani.

Hal kedua yang harus dijalani adalah puasa yang dilakukan-Nya selama empat puluh hari di padang gurun, seperti dikisahkan dalam ayat-ayat di atas. Yesus berpantang dari makanan, dan saya percaya Ia benar-benar memusatkan perhatian-Nya pada perkara-perkara rohani. Selama waktu itu jelas sekali Yesus berhadapan langsung dengan Iblis. Tetapi melalui puasa yang dilakukan-Nya Ia berhasil mengalahkan Iblis yang datang untuk mencobai-Nya.

Hal di atas menunjukkan bahwa apabila kita ingin hidup berkemenangan dalam menghadapi segala cobaan dari Iblis, kita pun harus menjadikan puasa sebagai bagian yang tak terpisahkan dari kehidupan kita. Yesus pun berpuasa untuk mengalahkan Iblis, karena itu, saya tidak habis pikir apabila di antara orang-orang Kristen masih ada juga yang berpendapat bahwa mereka tak perlu berpuasa.

Perhatikanlah hasil yang dicapai Yesus berkat puasa yang dilakukan-Nya itu, di dalam **Lukas 4:14**:

> *Dalam kuasa Roh kembalilah Yesus ke Galilea. Dan tersiarlah kabar tentang Dia di seluruh daerah itu.*

Ada perbedaan yang cukup penting dalam ayat-ayat yang menggambarkan keadaan Yesus sebelum dan sesudah berpuasa itu. Ketika Yesus pergi ke padang gurun untuk berpuasa, Alkitab berkata bahwa *"Yesus ... penuh dengan Roh Kudus"*. Tetapi ketika Ia kembali dari padang gurun sesudah berpuasa empat puluh hari lamanya, dikatakan bahwa Ia kembali *"dalam kuasa Roh"*. Dengan perkataan lain, terdapat perbedaan antara keadaan *"penuh"* dengan Roh dan keadaan dalam *"kuasa"* Roh. Memang, Roh Kudus telah ada dalam diri Yesus sejak Ia dibaptis di Sungai Yordan. Namun kuasa Roh Kudus tersebut baru dapat bekerja dan mengalir dengan leluasa, tanpa ada yang dapat menghambatnya dalam kehidupan dan pelayanan Yesus, **setelah** Ia berpuasa. Saya percaya bahwa prinsip ini berlaku juga di dalam kehidupan dan pelayanan kita sebagai orang Kristen.

Yesus sendiri kemudian berkata dalam (Injil) **Yohanes 14:12**:

> *"Aku berkata kepadamu: Sesungguhnya barangsiapa percaya kepada-Ku, ia akan melakukan juga pekerjaan-pekerjaan yang Aku lakukan, bahkan pekerjaan-pekerjaan yang lebih besar dari pada itu. Sebab Aku pergi kepada Bapa."*

Ada hal yang perlu diperhatikan di sini, yaitu bahwa Yesus memulai pekerjaan-pekerjaan-Nya dengan berpuasa terlebih dahulu. Jadi, jika kita juga mau melakukan pekerjaan-pekerjaan yang dilakukan oleh Yesus, tentu saja kita juga harus memulainya dengan cara yang sama, yaitu dengan berpuasa.

Yesus juga mengajar para murid-Nya untuk berpuasa. Dalam Khotbah di atas Bukit, Ia berkata kepada mereka, dalam **Matius 6:17-18**:

> *"Tetapi apabila engkau berpuasa, minyakilah kepalamu dan cucilah mukamu, supaya jangan dilihat oleh orang bahwa engkau sedang berpuasa, melainkan hanya oleh Bapamu yang ada di tempat*

tersembunyi. Maka Bapamu yang melihat yang tersembunyi akan membalasnya kepadamu."

Yesus menjanjikan suatu pahala bagi umat-Nya yang melakukan puasa dengan cara yang benar dan dengan tujuan atau motivasi yang murni. Ada sebuah perkataan yang perlu kita perhatikan di dalam khotbah Yesus itu. Ia berkata, "***apabila** engkau berpuasa ...*" Ia tidak berkata, "andaikata engkau berpuasa ..." Sekiranya Ia mengatakan "andaikata", itu tentu berarti bahwa Ia tidak terlalu mengharuskan murid-murid-Nya untuk berpuasa. Tetapi nyatanya Ia berkata: *"apabila engkau berpuasa"*. Itu berarti bagi murid-murid-Nya berpuasa merupakan suatu kewajiban.

Pokok bahasan **Matius pasal 6** adalah mengenai tiga kewajiban utama dalam kekristenan, yaitu memberi sedekah, berdoa dan berpuasa. Ketika membahas ketiga hal tersebut, Yesus selalu menggunakan perkataan *"apabila "*. Ia tidak memakai perkataan "andaikata". Dalam **ayat 2** Ia berkata, *"apabila engkau memberi sedekah "*. Dalam **ayat 5** Ia berkata, *"apabila kamu berdoa "*. Dan dalam **ayat 17** Ia berkata, *"apabila engkau berpuasa "*. Jelas bahwa Yesus tidak memberi pilihan bagi para murid-Nya untuk tidak melakukan ketiga hal tersebut. Hal memberi sedekah, berdoa dan berpuasa tersebut bagi Yesus merupakan kewajiban yang ketiga-tiganya sama penting. Dan kebanyakan orang Kristen memang tidak merasa sulit untuk menerima bahwa memberi sedekah dan berdoa merupakan suatu kewajiban. Tetapi mengingat bahwa Yesus menaruh ketiga hal itu dalam kedudukan yang sejajar, seharusnya berpuasa juga diterima sebagai suatu kewajiban yang sama penting dengan kewajiban memberi sedekah dan berdoa.

Berpuasa tidak hanya dilakukan oleh Yesus, tetapi juga oleh jemaat Kristen yang mula-mula. Dalam **Kisah Para Rasul 13 :1-4** kita membaca tentang jemaat di kota Antiokhia:

Pada waktu itu dalam jemaat di Antiokhia ada beberapa nabi dan pengajar, yaitu: Barnabas dan Simeon ..., Lukius ..., dan Menahem ..., dan Saulus. [Ada lima orang yang disebutkan di sini, yaitu Barnabas, Simeon, Lukius, Menahem dan Saulus]

Pada suatu hari ketika mereka beribadah kepada Tuhan dan berpuasa, berkatalah Roh Kudus: "Khususkanlah Barnabas dan Saulus bagi-Ku untuk tugas yang telah Kutentukan bagi mereka."

Maka berpuasa dan berdoalah mereka, dan setelah meletakkan tangan ke atas kedua orang itu, mereka membiarkan keduanya pergi.

Oleh karena disuruh Roh Kudus, Barnabas dan Saulus berangkat ke Seleukia, dan dari situ mereka berlayar ke Siprus.

Pada saat itu para pemimpin jemaat tersebut sedang beribadah kepada Tuhan dan berpuasa bersama-sama. Ketika sedang berpuasa, mereka menerima pewahyuan dari Roh Kudus yang menyatakan bahwa dua orang dari antara mereka akan diutus untuk melakukan tugas pelayanan rasuli (apostolik) yang khusus. Setelah menerima pewahyuan tersebut, mereka tidak segera mengutus pergi kedua orang itu untuk melakukan pelayanannya, tetapi mereka kembali *"berpuasa dan [berdoa] ..., dan ... meletakkan tangan ke atas kedua orang itu."* Dalam ayat yang berikutnya dikatakan bahwa kedua orang itu pergi karena *"disuruh Roh Kudus"*.

Kita melihat kembali dalam peristiwa ini bahwa berpuasa mengalihkan kita dari hal-hal yang bersifat alami (natural) ke perkara supra-alami (supra-natural). Ketika para pemimpin gereja itu masuk ke alam supra-natural melalui puasa yang mereka lakukan, mereka menerima pewahyuan dan peneguhan yang bersifat supra-natural. Roh Kudus sendiri mengambil alih tanggung jawab atas tindakan mereka, lalu mengutus pergi kedua rasul itu. Namun semua perkara tersebut hanya terjadi berkat puasa bersama yang telah mereka lakukan.

Setelah Paulus dan Barnabas pergi untuk melaksanakan tugas pelayanan mereka, kita juga melihat langkah-langkah yang mereka tempuh pada waktu membentuk kelompok-kelompok jemaat baru yang terdiri dari para petobat baru di berbagai kota. **Kisah 14:23**:

> *Di tiap-tiap jemaat rasul-rasul itu menetapkan penatua-penatua bagi jemaat itu dan setelah berdoa dan berpuasa, mereka menyerahkan penatua-penatua itu kepada Tuhan, yang adalah sumber kepercayaan mereka.*

Bagi para rasul, berpuasa bukanlah suatu hal yang dilakukan sekali-sekali saja. Berpuasa telah menjadi suatu kebiasaan rutin dan mereka juga mengajarkan kebiasaan tersebut kepada para pengikutnya.

Ada dua peristiwa penting yang terjadi semasa penyebaran berita Injil kepada jemaat Kristen yang mula-mula itu, yaitu: pengutusan dari kedua rasul untuk melakukan tugas pelayanan rasuli, dan pembentukan jemaat-

jemaat baru melalui pengangkatan para penatua. Harap diperhatikan bahwa jemaat Kristen yang mula-mula melakukan kedua hal tersebut dengan terlebih dahulu berpuasa serta meminta pertolongan dan petunjuk Allah yang bersifat supra-natural. Dengan demikian dapat dikatakan bahwa pertumbuhan dan perkembangan jemaat Kristen yang mula-mula itu pada dasarnya berawal dari puasa yang dilakukan secara bersama-sama itu.

Kini kita akan membaca kesaksian Rasul Paulus sendiri tentang kehidupan dan pelayanannya sebagai salah satu dari kedua rasul yang terlibat langsung dalam peristiwa-peristiwa di atas. Dalam **II Korintus 6:4-6** Paulus berkata:

> ... *dalam segala hal kami menunjukkan, bahwa kami adalah pelayan Allah, yaitu: dalam menahan dengan penuh kesabaran dalam penderitaan, kesesakan dan kesukaran,*
>
> *dalam menanggung dera, dalam penjara dan kerusuhan, dalam berjerih payah, dalam* **berjaga-jaga** *dan* **berpuas***a,*
>
> *dalam kemurnian hati, pengetahuan, kesabaran, dan kemurahan hati; dalam Roh Kudus dan kasih yang tidak munafik.*

Dalam ayat-ayat di atas Paulus menyebutkan beberapa sifat dan perilaku yang menandakan bahwa ia dan rekan-rekan sekerjanya adalah benar-benar hamba Allah yang sejati. Di antaranya adalah *"berjaga-jaga"* (tidak tidur pada saat seharusnya mereka bisa tidur) dan *"berpuasa"* (berpantang makan, meskipun sebenarnya mereka bisa makan). Berjaga-jaga dan berpuasa memang merupakan suatu perpaduan yang amat pas. Dan kedua hal tersebut juga disejajarkan dengan kemurnian hati, pengetahuan, kesabaran, kemurahan hati, Roh Kudus dan kasih yang tidak munafik. Dengan perkataan lain, semua itu merupakan perlengkapan seutuhnya yang diperlukan oleh seorang hamba Tuhan yang sejati. Saya percaya bahwa sampai sekarang pun Allah masih menuntut hal-hal yang sama dari orang-orang yang mengaku sebagai hamba-Nya yang sejati. Sesungguhnya, persediaan dan persyaratan Allah yang berlaku pada masa Rasul Paulus dan jemaat Kristen yang mula-mula belum berubah dan masih tetap berlaku hingga sekarang.

BERPUASA MENGUBAH KEHIDUPAN KITA

Sejauh ini kita telah melihat bahwa yang dimaksudkan dengan berpuasa adalah berpantang makan secara sukarela dalam rangka mencapai tujuan-tujuan rohani tertentu. Berpuasa merupakan cara yang telah ditetapkan Allah bagi umat-Nya untuk dapat merendahkan diri di hadapan-Nya.

Yesus sendiri juga berpuasa dan mengajar para muridNya untuk melakukan hal yang sama, dan jemaat Kristen yang mula-mula pun meniru teladan yang diberikan oleh Tuhan mereka. Pada saat berbicara mengenai puasa, Yesus tidak mengatakan, "andaikata engkau berpuasa", melainkan *"apabila engkau berpuasa"*. Hal ini menunjukkan bahwa Yesus menaruh kewajiban berpuasa sejajar dengan kewajiban memberi sedekah dan berdoa.

Sekarang kita akan melihat hasil apa yang dapat dicapai dengan berpuasa, dengan melihat perubahan-perubahan yang akan terjadi dalam kepribadian seseorang sebagai akibat dari berpuasa. Ada sesuatu dalam Alkitab yang harus benar-benar kita camkan, yaitu bahwa ***satu-satunya hal yang memungkinkan seseorang untuk hidup sebagai orang Kristen yang sejati adalah kuasa Roh Kudus***. Tak ada hal lain yang dapat membuat seseorang hidup sesuai dengan standar ke-kristenan yang ditetapkan oleh Tuhan. Hanya dengan kemauan keras dan kekuatannya sendiri, tak mungkin bagi manusia untuk mencapai standar tersebut. Standar kehidupan yang demikian tinggi hanya dapat dicapai apabila seseorang benar-benar bergantung kepada kuasa Roh Kudus. Oleh sebab itu, kunci untuk berhasil dalam kehidupan sebagai seorang Kristen adalah bagaimana kuasa Roh Kudus diberi kebebasan untuk bekerja dalam kehidupan kita, untuk memampukan seseorang melakukan hal-hal yang tak mampu dilakukannya dengan kekuatannya sendiri. Hal tersebut dijelaskan oleh Yesus kepada para murid-Nya sesudah hari kebangkitan-Nya, yaitu sebelum Ia mengutus mereka pergi untuk melakukan pelayanan mereka. Dalam **Kisah 1:8** Yesus berkata:

> *"Tetapi kamu akan menerima kuasa, kalau Roh Kudus turun ke atas kamu, dan kamu akan menjadi saksi-Ku di Yerusalem dan di seluruh Yudea dan Samaria dan sampai ke ujung bumi"*

Dengan perkataan lain, Yesus berpesan kepada para murid-Nya: "Untuk dapat mengemban tugas yang Kuberikan kepada kalian, kalian memerlukan kuasa yang jauh lebih besar daripada yang kalian miliki sekarang. Dan kuasa itu berasal dari Roh Kudus. Setelah Roh Kudus turun atas kalian, barulah kalian dapat pergi dan memulai pelayanan kalian."

Bandingkanlah ayat tersebut dengan apa yang dikatakan oleh Rasul Paulus di dalam **Efesus 3:20**, ketika ia berbicara khususnya mengenai kuasa doa:

> *Bagi Dialah, yang dapat melakukan jauh lebih banyak dari pada yang kita doakan atau pikirkan, seperti yang ternyata dari kuasa yang bekerja di dalam kita.*

Paulus mengatakan bahwa Allah dapat melakukan hal-hal yang jauh melampaui apa pun juga yang dapat kita pikirkan atau bayangkan. Namun semua itu bergantung kepada kuasa Allah yang bekerja dalam diri kita, bukan pada akal budi atau daya khayal kita sendiri. Hal-hal ajaib yang dilakukan Tuhan dalam kehidupan kita bergantung kepada kuasa supra-natural Tuhan yang mengalir dan bekerja di dalam dan lewat diri kita, baik melalui doa-doa yang kita panjatkan, atau melalui khotbah atau melalui berbagai bentuk pelayanan lainnya. Kunci untuk memperolehnya adalah kebebasan yang diberikan kepada kuasa Roh Kudus itu untuk bekerja dan menjadikan kita saluran atau sarana yang dapat dipakai oleh Allah untuk berkarya, tanpa ada sedikit pun yang mengekang atau menghalangi-Nya.

Sehubungan dengan itu, sekarang kita akan memperhatikan hal berikutnya yang terdapat dalam Alkitab. Pada umumnya kita masih mempunyai apa yang disebut "manusia lama", yang memiliki sifat kedagingan dan senantiasa menghalangi dan menentang Roh Kudus. Pada dasarnya manusia lama itu memang tidak mau tunduk kepada kuasa Roh Kudus. Manusia lama itu selalu melawan pekerjaan Roh Kudus. Dalam Perjanjian Baru manusia kedagingan (yang berhawa nafsu) tersebut, yaitu manusia lahiriah yang belum mengalami kelahiran baru, disebut sebagai *"daging"* (*flesh*, di dalam bahasa Inggrisnya). Yang dimaksudkan di sini bukanlah segumpal daging dari tubuh manusia, melainkan keberadaan manusia pada umumnya yang diwarisinya secara turun-temurun dari Adam, yaitu nenek moyang seluruh umat manusia, yang pada dasarnya selalu bersifat memberontak. Dengan perkataan lain, dalam diri setiap manusia selalu terselip sifat suka memberontak itu. Itulah yang dimaksudkan dengan sifat kedagingan.

Dalam **Galatia 5:16-17** Paulus berbicara tentang sifat kedagingan ini:

> *Maksudku ialah: hiduplah oleh Roh, maka kamu tidak akan menuruti keinginan daging.*
>
> *Sebab keinginan daging berlawanan dengan keinginan Roh dan keinginan Roh berlawanan dengan keinginan daging—karena keduanya bertentangan sehingga kamu setiap kali tidak melakukan apa yang kamu kehendaki.*

Pernyataan di atas begitu gamblang dan penting untuk diingat. Keinginan daging selalu bertentangan dengan keinginan Roh Allah. Jika kita menyerah kepada keinginan daging, sesungguhnya kita melawan Roh Allah. Sebaliknya, jika kita ingin menyerah kepada Roh Kudus, kita harus melawan keinginan daging itu, karena selama manusia kedagingan itu masih menguasai dan bekerja dalam diri kita, apa pun yang kita lakukan akan selalu berlawanan dengan kehendak Roh Kudus. Hal ini tidak hanya berlaku dalam hal keinginan jasmani, tetapi juga dalam hal yang disebut Alkitab sebagai "pikiran kedagingan" kita [*carnal mind*, dalam bahasa Inggrisnya], artinya, cara berpikir lama yang bersifat kedagingan [*carnal*], karena yang bersangkutan belum mengalami kelahiran baru.

Ada sebuah ayat yang amat tegas dalam **Roma 8:7**, yang di dalamnya Paulus berkata:

> *Sebab keinginan daging [Karena **pikiran tabiat duniawi** itulah, **TL**] adalah perseteruan terhadap Allah.*

Betapa kerasnya kata-kata yang dipakai oleh Paulus itu! Ia berkata bahwa keinginan daging kita berlawanan dengan keinginan Roh Kudus. Ia juga berkata bahwa pikiran kedagingan (keinginan daging) merupakan seteru atau musuh Allah. Kontras antara hal kedagingan dan Roh Kudus tersebut begitu tajamnya, sehingga tidak mungkin terjadi suatu kompromi antara keduanya. Sedikit pun tidak terdapat kemungkinan bagi pikiran kedagingan (keinginan daging) untuk dapat dibujuk melakukan kehendak Allah. Hal itu mustahil. Karena pikiran kedagingan (keinginan daging) pada dasarnya adalah perseteruan dengan Allah.

Apakah yang dimaksudkan dengan pikiran kedagingan itu? Saya mengartikannya sebagai jiwa dari manusia lama beserta semua fungsi utamanya yang belum mengalami kelahiran baru. Fungsi dari jiwa pada umumnya terdiri dari <u>kehendak</u> (kemauan), <u>pikiran</u> dan <u>perasaan</u>. Ketiga fungsi kejiwaan tersebut akan selalu terungkap melalui kata-kata atau pembicaraan orang yang sering kita dengar. <u>Kehendak</u> manusia sering diungkapkan melalui kata-kata, "kuingin/kumau", <u>pikiran</u> manusia umumnya diungkapkan melalui kata-kata, "kupikir/kukira", sedangkan <u>perasaan</u> seseorang diungkapkan melalui kata-kata, "kurasa". Manusia lama yang belum lahir baru dikuasai dan dikendalikan oleh ketiga bentuk pernyataan keakuan tersebut: "kuingin", "kupikir", dan "kurasa". Demikianlah caranya sifat kedagingan itu bekerja dalam diri manusia. Jika kita benar-benar mau menundukkan diri kepada Roh Kudus dan ingin agar Roh Kudus bekerja dengan leluasa dalam diri kita, sifat kedagingan tersebut harus ditaklukkan di bawah kuasa Roh Kudus. Kita harus menundukkan semua ungkapan "kuingin", "kupikir" dan "kurasa" itu di bawah kuasa Roh

Kudus. Di dalam Alkitab terdapat petunjuk bagaimana caranya untuk melakukan hal tersebut, yaitu dengan berpuasa. Cara itulah yang ditempuh oleh Yesus. Cara itu pula yang ditempuh oleh Rasul Paulus, dan cara itu pula yang harus ditempuh oleh kita.

Berikut ini adalah kata-kata Paulus sendiri tentang pergumulannya melawan manusia kedagingan (keinginan daging) itu dan kemenangan yang berhasil dicapainya. Di dalam **I Korintus 9:25-27** Paulus menggambarkan pergumulannya itu seperti latihan berat yang harus dijalani seorang atlit guna memenangkan suatu pertandingan:

> *Tiap-tiap orang yang turut mengambil bagian dalam pertandingan, menguasai dirinya dalam segala hal. Mereka berbuat demikian untuk memperoleh suatu mahkota yang fana, tetapi kita untuk memperoleh suatu mahkota yang abadi.*
>
> *Sebab itu aku tidak berlari tanpa tujuan dan aku bukan petinju yang sembarangan saja memukul.*
>
> *Tetapi aku melatih tubuhKu dan menguasainya seluruhnya, supaya sesudah memberitakan Injil kepada orang lain, jangan aku sendiri ditolak.*

Paulus menyadari bahwa ia harus menaklukkan kedagingannya, agar ia dapat memenuhi panggilannya yang diterimanya dari Tuhan itu. Hal ini tentu saja menimbulkan sebuah pertanyaan bagi kita semua: Siapakah yang menjadi tuan dan siapakah yang menjadi hamba dalam diri kita? Jangan-jangan tubuh kita yang berkuasa dan Roh Kudus yang dijadikan hamba. Atau benarkah Roh Kudus yang menjadi tuan dalam diri kita dan tubuh kita benar-benar menjadi hamba-Nya? Ijinkan saya memberi nasihat ini kepada Anda: tubuh Anda pantas menjadi seorang hamba yang baik, tetapi akan berbahaya sekali jika ia mulai berkuasa.

Saya teringat akan pengalaman seorang teman saya yang bekerja sebagai seorang pengacara di ibukota Amerika, Washington, D.C. Pada suatu hari ia mendengar khotbah saya tentang berpuasa, lalu memutuskan untuk mulai berpuasa juga, karena ia menyadari bahwa hal itu memang baik baginya. Ia mengambil waktu satu hari penuh untuk berpuasa, namun ternyata hari itu menjadi hari yang paling sulit baginya. Setiap kali ia berjalan keluar rumah, ia merasa seakan-akan kakinya mengajak pergi melewati rumah makan yang menyebarkan aroma masakan yang sedap, atau toko kue yang memajang berbagai jenis kue di etalase depannya. Saat itu teman saya benar-benar mengalami pergumulan di dalam batinnya. Oleh karena itu pada malam harinya, ia menegur dan memarahi perutnya dan berkata, "Hai perut, ulahmu benar-benar menjengkelkan sepanjang hari ini. Engkau tiada henti-hentinya mengganggu aku, sebab itu aku akan menghukum kamu. Besok aku akan berpuasa lagi."

Cerita di atas mengandung suatu pelajaran yang amat berharga bagi saya tentang bagaimana seseorang menentukan, siapa yang menjadi tuan dan siapa yang menjadi hamba dalam hidupnya. Ingatlah, tubuh Anda dapat menjadi seorang hamba yang baik, tetapi akan berbahaya sekali jika ia diberi kesempatan menjadi tuan yang berkuasa. Jika Anda benar-benar ingin menjadi orang Kristen yang baik dan memenangkan perlombaan rohani itu, Anda harus memutuskan dan melarang tubuh Anda untuk mengatur dan mengendalikan kehidupan

Anda selanjutnya. Anda juga harus memutuskan bahwa kehidupan Anda tak akan dikendalikan oleh keinginan daging Anda. Sebaliknya, Anda harus dikendalikan oleh visi mengenai sasaran dan tujuan yang ditetapkan Allah bagi kehidupan Anda. Dengan demikian, Anda akan benar-benar berusaha untuk menaklukkan tubuh Anda, agar tubuh tersebut tidak menguasai atau menghambat Anda dalam perlombaan rohani itu. Saya percaya bahwa salah satu cara mendasar yang dianjurkan Alkitab untuk melakukan hal itu adalah dengan menjalankan puasa secara rutin.

Dengan berpuasa berarti Anda memberikan peringatan kepada tubuh dan sifat kedagingan Anda, "Sekarang bukan kamu lagi yang akan mengatur kehidupanku. Aku bukan lagi budakmu, sekarang kamu yang menjadi budakku. Kamu harus mematuhi setiap perintah yang disampaikan Roh Kudus kepadaku."

BERPUASA MENGUBAH PERJALANAN SEJARAH

Kita telah melihat bahwa berpuasa dapat mengubah kepribadian seseorang selaras dengan prinsip-prinsip tertentu. Pertama, kita perlu menyadari bahwa kekuatan atau sumber daya kehidupan orang Kristen yang sesungguhnya adalah Roh Kudus. Roh Kudus adalah satu-satunya kuasa yang dapat memungkinkan kita untuk menjalani kehidupan sebagai orang Kristen yang sejati. Kedua, kita harus mengetahui bahwa tubuh kedagingan atau "manusia lama" kita selalu bertentangan dengan Roh Kudus. Keduanya benar-benar saling berlawanan. Jadi, apabila kita lebih mengutamakan tubuh, Roh Kudus tak dapat bekerja dengan leluasa dalam diri kita. Ketiga, berpuasa adalah cara yang ditetapkan Allah untuk menaklukkan manusia lama itu. Apabila manusia lama itu dapat ditundukkan, maka Roh Kudus akan lebih leluasa untuk menolong kita melakukan semua perintah Allah.

Saya secara pribadi meyakini bahwa kuasa yang bekerja melalui doa dan puasa (yang dijalankan dengan motivasi yang benar dan sesuai dengan prinsip-prinsip Alkitab), benar-benar dahsyat kekuatannya. Kuasa tersebut bukan hanya dapat mengubah keadaan seseorang atau suatu keluarga, tetapi juga keadaan dari suatu kota, atau suatu bangsa atau bahkan suatu peradaban manusia.

Saya ingin menunjukkan beberapa contoh dari Alkitab yang memperlihatkan betapa puasa telah mengubahkan nasib kota-kota, bangsa-bangsa, bahkan suatu kerajaan sekali pun. Contoh pertama akan saya ambil dari kitab Nabi **Yunus**. Di dalam kitab itu Allah berfirman kepada seorang nabi-Nya yang bernama Yunus. Nabi itu diutusNya pergi ke kota Niniwe, yaitu ibukota Kerajaan Asyur yang dihuni oleh suatu masyarakat yang tidak mengenal Allah. Namun Yunus menolak perintah yang diberikan dan berusaha menghindar dari Allah, sehingga Allah terpaksa mengambil tindakan yang cukup keras terhadapnya. Kejadian selanjutnya dapat kita baca dalam **Yunus pasal 3**, mulai dari **ayat 1**:

> *Datanglah firman TUHAN kepada Yunus untuk kedua kalinya, demikian:*
> *"Bangunlah, pergilah ke Niniwe, kota yang besar itu, dan sampaikanlah kepadanya seruan yang Kufirmankan kepadamu."*
> *Bersiaplah Yunus, lalu pergi ke Niniwe, sesuai dengan firman Allah.*
> *Niniwe adalah sebuah kota yang mengagumkan besarnya, tiga hari perjalanan luasnya.*
> *Mulailah Yunus masuk ke dalam kota itu sehari perjalanan jauhnya, lalu berseru: "Empat puluh hari lagi, maka Niniwe akan ditunggangbalikkan."*

Seruan Yunus yang berisi suatu pesan yang amat singkat itu merupakan peringatan satu-satunya dan sekaligus peringatan terakhir yang disampaikan kepada warga Niniwe, tentang akan dijatuhkannya penghukuman atas kota mereka. Ternyata tanggapan warga kota Niniwe itu benar-benar di luar dugaan. Hal itu dapat kita baca dalam **ayat 5**:

> *Orang Niniwe percaya kepada Allah, lalu mereka mengumumkan puasa dan mereka, baik orang dewasa maupun anak-anak, mengenakan kain kabung [ini merupakan tanda lahiriah orang berkabung]. Setelah sampai kabar itu kepada raja kota Niniwe, turunlah ia dari singgasananya, ditanggalkannya jubahnya, diselubungkannya kain kabung, lalu duduklah ia di abu.*

Terlihat bahwa seluruh warga kota sungguh-sungguh bertobat dan berpaling kepada Allah, sebab mereka pun berpuasa dan mengadakan perkabungan. Pengumuman yang dikeluarkan pada waktu itu benar-benar luar biasa, yaitu sebagai berikut:

> *Lalu atas perintah raja dan para pembesarnya orang memaklumkan dan mengatakan di Niniwe demikian: "Manusia dan ternak, lembu sapi dan kambing domba tidak boleh makan apa-apa, tidak boleh makan rumput dan tidak boleh minum air."*

Puasa yang diberlakukan itu merupakan suatu puasa total, dan tidak hanya bagi manusia, tetapi juga bagi kawanan ternak. Semuanya tidak hanya berpantang makan, namun juga berpantang minum. Selanjutnya pengumuman itu berbunyi sebagai berikut:

> *"Haruslah semuanya, manusia dan ternak, berselubung kain kabung dan berseru dengan keras kepada Allah serta haruslah masing-masing berbalik dari tingkah lakunya yang jahat dan dari kekerasan yang dilakukannya."*

Cara mereka memberikan tanggapan itu penting untuk kita simak. Berpuasa akan sia-sia apabila kita masih juga melakukan hal-hal yang tidak berkenan kepada Tuhan. Tetapi berpuasa akan sangat bermanfaat sebagai suatu pertolongan rohani yang dapat membuat manusia berbalik dari perbuatannya yang salah ke perbuatan yang benar.

Oleh karenanya, penduduk Niniwe tidak hanya berpuasa dan mengenakan kain kabung, namun juga memaklumkan suatu pengumuman untuk *"berbalik dari tingkah lakunya yang jahat dan dari kekerasan yang dilakukannya"*. Di bagian lain dari Alkitab kita dapat membaca bahwa dosa utama warga Niniwe adalah segala tindak kekerasan yang mereka lakukan selama ini. Kemudian pengumuman itu diakhiri sebagai berikut:

> *"Siapa tahu, mungkin Allah akan berbalik dan menyesal serta berpaling dari murka-Nya yang bernyala-nyala itu, sehingga kita tidak binasa."* [Dan berikut ini adalah penjelasan ilahi atas bagian akhir pengumuman tersebut:]
>
> *Ketika Allah melihat perbuatan mereka itu, yakni bagaimana mereka berbalik dari tingkah lakunya yang jahat, maka menyesallah Allah karena malapetaka yang telah dirancangkan-Nya terhadap mereka, dan Ia pun tidak jadi melakukannya.*

Anda tentu ingat bahwa Yohanes Pembaptis pernah menyerukan agar bangsa Israel bertobat. Ketika sejumlah orang dari golongan tertentu datang kepadanya dan minta untuk dibaptis juga sebagai tanda pertobatan, ia berkata: "Aku mau melihat buah pertobatanmu terlebih dahulu.

Tak ada gunanya kamu mengatakan kamu telah bertobat, sebelum aku melihat hasilnya yang nyata."

Dalam kisah warga kota Niniwe itu Allah melihat bagaimana mereka berbalik dari tingkah lakunya yang jahat, sehingga Ia merasa kasihan terhadap mereka dan membatalkan rencana penghukuman-Nya atas mereka.

Akibat selanjutnya yang berpengaruh pada sejarah kota Niniwe itu sungguh menarik untuk disimak. Selama hampir 200 tahun sesudah itu Niniwe terhindar dari penghukuman Allah, meskipun pada akhirnya kota itu dibinasakan juga. Selama kurun waktu itu di negeri Israel sendiri berbagai nabi Allah melayani secara silih berganti, antara lain Nabi Amos dan Nabi Hosea. Mereka diutus Allah untuk menyampaikan peringatan mengenai penghukuman-Nya atas bangsa Israel, dan untuk menyerukan supaya bani Israel bertobat. Bangsa Israel sebenarnya memiliki latar belakang yang luar biasa. Umat Kristen mendapatkan Alkitab mereka dari bangsa Israel itu. Nabi Musa dan Hukum Taurat merupakan bagian dari sejarah bangsa Israel, dan dari bangsa ini pula muncul begitu banyak nabi. Nabi-nabi tersebut berkali-kali diutus Allah untuk memberikan peringatan kepada mereka, tetapi bangsa itu tidak mau berpaling sedikit pun dari perbuatan-perbuatan jahatnya. Sebaliknya, penduduk Niniwe sama sekali tidak memiliki latar belakang seperti bangsa Israel. Hanya satu nabi yang diutus kepada mereka, dan itu pun hanya sekali itu saja, tetapi seluruh warga kota langsung bertobat. Ini adalah suatu kejadian yang sungguh luar biasa! Tindakan Allah selanjutnya sungguh menarik untuk diperhatikan. Allah tidak jadi menjatuhkan hukuman-Nya atas kota Niniwe, ibukota kerajaan Asyur itu. Allah bahkan memakai Kerajaan Asyur sebagai alat-Nya untuk menghukum bangsa Israel yang semakin murtad.

Saya rasa penghukuman Allah atas bangsa Israel ini mengandung suatu peringatan, khususnya bagi bangsa-bangsa di barat pada waktu ini. Bangsa-bangsa itu memiliki latar belakang dan tradisi ke-kristenan yang kuat dan cukup banyak yang mereka ketahui mengenai Alkitab, begitu juga mengenai Gereja sebagai Tubuh Kristus. Mungkinkah bahwa sebenarnya Allah juga berbicara kepada bangsa-bangsa moderen itu, namun mereka tetap menutup telinga, seperti bangsa Israel pada waktu itu? Mungkinkah bahwa pada waktu ini ada juga suatu bangsa yang sama sekali tidak memiliki latar belakang ke-kristenan dan Allah pun sudah mengirim utusan-utusan-Nya kepada mereka, lalu mereka langsung bertobat, sehingga Allah kemudian akan memakai bangsa itu sebagai alat-Nya? Mungkinkah suatu bangsa yang lain seperti Rusia atau Cina akan dipakai oleh Allah sebagai alat-Nya untuk menghukum bangsa-bangsa yang mengaku Kristen namun tidak bertobat dari dosa-dosanya itu? Apakah seruan Allah di atas masih juga berlaku dewasa ini.

Contoh kedua tentang berpuasa yang mengubah perjalanan sejarah dapat kita baca dalam kitab **Ester**. Pada zaman itu kaum Yahudi hidup dalam pembuangan dan tinggal di Kerajaan Persia, yang wilayahnya terdiri dari 127 propinsi. Wilayah kekuasaan Persia pada masa itu terbentang dari daerah yang kini kita kenal sebagai negara Mesir hingga ke negeri India, sehingga praktis semua warga Yahudi yang hidup pada masa itu berdiam dalam batas-batas wilayah Kerajaan Persia. Suatu ketika seorang bernama Haman memperoleh jabatan yang penting di kerajaan tersebut, dan ia menghasut raja agar mengeluarkan perintah untuk membasmi semua orang Yahudi yang berada di seluruh wilayah kekuasaan Persia, pada suatu hari yang ditentukan. Rencana Haman ini dapat dikatakan sebagai usaha untuk menumpas habis bangsa Yahudi. Usaha penumpasan bangsa Yahudi ini dalam arti tertentu bahkan melebihi tindakan Kanselir Jerman, Adolph Hitler terhadap warga Yahudi semasa Perang Dunia II. Ancaman raja Persia ini merupakan krisis yang terbesar dalam sejarah bani Israel. Menghadapi krisis tersebut, orang-orang Israel pun datang kepada Allah dengan berdoa dan berpuasa. Ratu Ester (yang berkebangsaan Yahudi, meskipun hal itu tidak diketahui oleh sang raja) menyuruh semua orang sebangsanya berpuasa dan ia sendiri juga berpuasa. Puasa yang dilakukan Ratu Ester ini selanjutnya menjadi suatu tradisi berpuasa yang dilanjutkan oleh generasi-generasi Yahudi berikutnya. Puasa Ester itu memperlihatkan kuasa dari doa dan puasa yang mengundang campur tangan Allah, yang mampu mengubah perjalanan sejarah. Inilah yang dikatakan dalam **Ester 4:15-17**:

> *Maka Ester menyuruh menyampaikan jawab ini kepada Mordekhai:*
> *"Pergilah, kumpulkanlah semua orang Yahudi yang terdapat di Susan dan berpuasalah untuk aku; janganlah makan dan janganlah minum tiga hari lamanya, baik waktu malam, baik waktu siang. Aku serta dayang-dayangku pun akan berpuasa demikian, dan kemudian aku akan masuk menghadap raja, sungguhpun berlawanan dengan undang-undang; kalau terpaksa aku mati, biarlah aku mati."*

> *Maka pergilah Mordekhai dan diperbuatnyalah tepat seperti yang dipesankan Ester kepadanya.*

Bangsa Yahudi mengetahui benar apa yang harus mereka lakukan. Sebab peraturan-peraturan yang berkenaan dengan puasa telah lama ditetapkan, misalnya di dalam ketetapan tentang Hari Raya Pendamaian. Mereka mengetahui bahwa cara untuk merendahkan diri adalah dengan berpuasa. Maka semua orang Yahudi yang tinggal di ibukota Susan, mulai dari Ratu Ester sampai ke seluruh dayang-dayangnya, melakukan doa dan puasa selama tiga hari tiga malam. Ada pun hasilnya dapat kita baca dalam **Ester 5:1-3**:

> *Pada hari yang ketiga [sesudah berdoa dan berpuasa] Ester mengenakan pakaian ratu, lalu berdirilah ia di pelataran dalam istana raja, tepat di depan istana raja. Raja bersemayam di atas takhta kerajaan di dalam istana, berhadapan dengan pintu istana itu.*
>
> *Ketika raja melihat Ester, sang ratu, berdiri di pelataran, berkenanlah raja kepadanya, sehingga raja mengulurkan tongkat emas yang di tangannya ke arah Ester, lalu mendekatlah Ester dan menyentuh ujung tongkat itu.*
>
> *Tanya raja kepadanya: "Apa maksudmu, hai ratu Ester, dan apa keinginanmu? Sampai setengah kerajaan sekalipun akan diberikan kepadamu."*

Ester menghadap raja untuk mengajukan permohonannya, dan dengan demikian ia mengubah seluruh perjalanan sejarah Kerajaan Persia. Akhirnya semua orang Yahudi, termasuk Ester dan Mordekhai sebagai pemimpin mereka, terhindar dari suatu kekalahan yang memalukan. Sebaliknya, mereka menerima penghormatan dan kedudukan yang sangat tinggi di lingkungan Kerajaan Persia. Titik balik yang menentukan dalam peristiwa ini adalah masa tiga hari saat Ratu Ester dan seluruh orang Yahudi di Susan berpuasa dan mencari hadirat Tuhan. Pada waktu itulah nasib mereka diubahkan. Ketika Ester menghadap raja, baginda raja bahkan berkata: "Apakah yang kamu inginkan? Bahkan setengah kerajaan ini pun rela kuberikan kepadamu." Dengan perkataan lain, doa dan puasa yang dilakukan oleh Ester telah membuka jalan baginya untuk memperoleh semua yang dibutuhkan pada waktu itu oleh bangsa Yahudi yang diwakili olehnya.

Ester merupakan contoh yang bagus bagi kita semua di zaman sekarang. Di masa kini pun Allah sedang mencari orang-orang, baik pria maupun wanita, yang seperti Ester. Mereka adalah orang-orang yang menyadari betapa gentingnya keadaan dunia dewasa ini, orang-orang yang mau untuk berpaling kepada Allah serta bersehati dengan sesama saudara seiman dalam doa dan puasa. Hingga sekarang pun doa dan puasa masih mendatangkan campur tangan Allah terhadap umat-Nya dan terhadap keadaan dunia yang genting ini, yaitu campur tangan yang sama dahsyatnya seperti yang pernah dialami oleh bangsa Yahudi pada zaman Ratu Ester itu. Sampai sekarang pun Tuhan masih berbicara kepada kita yang menjadi umat-Nya mengenai doa dan puasa yang sangat dibutuhkan.

BERPUASA UNTUK
"HUJAN AKHIR"

Kita telah melihat suatu kuasa yang tak terhingga besarnya yang dihasilkan apabila doa dan puasa dilakukan dengan tujuan yang benar dan selaras dengan prinsip-prinsip Alkitab. Kuasa tersebut mampu bukan hanya untuk mengubah pribadi lepas pribadi atau keluarga demi keluarga, tetapi juga untuk mengubah keadaan dari sebuah kota, atau suatu bangsa, atau bahkan suatu peradaban sekaligus. Dalam Alkitab terdapat dua buah contoh sejarah tentang hal ini, yaitu peristiwa dengan kota Niniwe pada zaman Nabi Yunus dan pengalaman warga Yahudi dalam Kerajaan Persia pada zaman Ratu Ester. Dalam kedua contoh tersebut terlihat bahwa alur sejarah berubah sama sekali karena adanya sekelompok orang yang merendahkan diri di hadapan Allah dengan berdoa dan berpuasa.

Kuasa Allah yang mampu mengubah perjalanan sejarah itu jangan kita anggap sebagai sesuatu yang terjadi di waktu lampau saja. Dengan cara yang sama, yaitu dengan berdoa dan berpuasa, tidak mustahil juga bagi kita untuk mengundang campur tangan Allah atas perkembangan sejarah manusia dewasa ini. Suatu campur tangan yang sama berkuasa dan dramatisnya dengan yang dilakukan oleh Allah dalam peristiwa-peristiwa yang tercatat dalam Alkitab itu. Hal ini adalah sesuatu yang sangat dibutuhkan dan sekaligus merupakan suatu kesempatan dan peluang yang luar biasa bagi umat Tuhan. Saya percaya bahwa sesungguhnya Allah sedang menunggu prakarsa kita untuk melakukan hal tersebut dan mengundang campur tangan-Nya.

Untuk lebih mengetahui apa yang diharapkan Tuhan dari kita sehubungan dengan berpuasa ini, baiklah kita melihat apa yang dikatakan oleh Nabi Yoel. Nabi Yoel memberikan suatu keterangan yang singkat tetapi mencakup segala-galanya mengenai rencana Allah bagi umat-Nya pada akhir zaman ini. Yoel mengawali keterangannya dengan menggambarkan suatu malapetaka dan kesedihan yang luar biasa. Dalam **Yoel 1:8-12** kita melihat suatu keadaan yang penuh kekecewaan dan tanpa harapan sama sekali:

> *Merataplah seperti anak dara yang berlilitkan kain kabung*
> *karena mempelai, kekasih masa mudanya.*
> *Korban sajian dan korban curahan sudah lenyap dari rumah TUHAN;*
> *dan berkabunglah para imam, yakni pelayan-pelayan TUHAN. Ladang sudah musnah,*
> *tanah berkabung,*
> *sebab gandum sudah musnah,*
> *buah anggur sudah kering,*
> *minyak sudah menipis.*
> *Para petani menjadi malu,*
> *tukang-tukang kebun anggur meratap*
> *karena gandum dan karena jelai,*
> *sebab sudah musnah panen ladang.*
> *Pohon anggur sudah kering*
> *dan pohon ara sudah merana;*

> *pohon delima, juga pohon korma dan pohon apel,*
> *segala pohon di padang sudah mengering.*
> *Sungguh, kegirangan melayu*
> *dari antara anak-anak manusia.*

Ayat-ayat di atas melukiskan suatu suasana yang benar-benar tandus, yaitu keadaan tanam-tanaman yang sudah hancur sama sekali, suasana putus asa dan dukacita yang sangat mendalam dan hilangnya sukacita. Namun dalam ayat-ayat selanjutnya, melalui nabi yang sama, Tuhan menjanjikan suatu pemulihan. Di dalam **Yoel 1:13-14** Tuhan memerintahkan kepada umat-Nya:

> *Lilitkanlah kain kabung dan mengeluhlah, hai para imam;*
> *merataplah, hai para pelayan mezbah;*
> *masuklah, bermalamlah dengan memakai kain kabung, hai para pelayan Allahku,*
> *sebab sudah ditahan dari rumah Allahmu, korban sajian dan korban curahan.*
> *Adakanlah puasa yang kudus* [Sucikanlah suatu hari puasa, **TL**],
> *maklumkanlah perkumpulan raya* [umumkanlah suatu pertemuan yang kudus, **FAYH**];
> *kumpulkanlah para tua-tua*
> *dan seluruh penduduk negeri ke rumah TUHAN, Allahmu,*
> *dan berteriaklah kepada TUHAN.*

Cara pemulihan yang ditetapkan Allah itu adalah dengan mengadakan puasa dan sungguh-sungguh mencari hadirat Tuhan dalam doa. *"Sucikanlah"* (**TL**) di dalam ayat di atas, berarti harus mengkhususkan waktu bagi Tuhan untuk berpuasa.

Seruan Tuhan itu diulang kembali dalam **Yoel 2:12**:

> *"Tetapi sekarang juga," demikianlah firman TUHAN, berbaliklah kepada-Ku dengan segenap hatimu, dengan berpuasa, dengan menangis dan dengan mengaduh [berkabung, menurut terjemahan dalam bahasa Inggris]."*

Sekali lagi, yang terutama diperlukan adalah berpuasa. Selanjutnya dikatakan dalam **Yoel 2:15-17**:

> *"Tiuplah sangkakala di Sion* [ini merupakan suatu pengumuman yang ditujukan kepada seluruh umat Allah],
> *adakanlah puasa yang kudus* [sucikanlah suatu hari puasa, **TL**],
> *maklumkanlah perkumpulan raya;*
> *kumpulkanlah bangsa ini,*
> *kuduskanlah jemaah,*
> *himpunkanlah orang-orang yang tua* [kumpulkanlah segala tua-tua, **TL**],
> *kumpulkanlah anak-anak,*
> *bahkan anak-anak yang menyusu;*
> *baiklah penganten laki-laki keluar dari kamarnya, dan penganten perempuan dari kamar tidurnya* [semua orang harus menyediakan dirinya dan menyediakan waktunya untuk mencari hadirat Tuhan. Tak ada alasan sama sekali untuk tidak melakukannya. Seluruh kegiatan dan pekerjaan sehari-hari harus dihentikan dulu.];

> *baiklah para imam, pelayan-pelayan TUHAN,*
> *menangis di antara balai depan dan mezbah,*
> *dan berkata, "Sayangilah, ya TUHAN, umat-Mu,*
> *dan janganlah biarkan milik-Mu sendiri menjadi cela,*
> *sehingga bangsa-bangsa menyindir kepada mereka.*
> *Mengapa orang berkata di antara bangsa:*
> *Di mana Allah mereka?"*

Dan selanjutnya adalah janji Tuhan sehubungan dengan doa dan puasa yang dilakukan oleh umat-Nya. **Yoel 2:23-29**:

> *"Hai bani Sion bersorak-soraklah*
> *dan bersukacitalah karena TUHAN, Allahmu!*
> *Sebab telah diberikan-Nya kepadamu*
> *hujan pada awal musim dengan adilnya,*
> *dan diturunkan-Nya kepadamu hujan,*
> *hujan pada awal dan hujan pada akhir musim seperti dahulu.*
> *Tempat-tempat pengirikan menjadi penuh dengan gandum,*
> *dan tempat pemerasan kelimpahan anggur dan minyak.*
> *Aku akan memulihkan kepadamu tahun-tahun*
> *yang hasilnya dimakan habis oleh belalang pindahan,*
> *belalang pelompat, belalang pelahap dan belalang pengerip,*
> *tentara-Ku yang besar yang Kukirim ke antara kamu. Maka kamu akan makan banyak-banyak dan menjadi kenyang,*

dan kamu akan memuji-muji nama TUHAN, Allahmu,
yang telah memperlakukan kamu dengan ajaib;
dan umat-Ku tidak akan menjadi malu lagi untuk selama-lamanya.
Kamu akan mengetahui bahwa Aku ini ada di antara orang Israel,
dan bahwa Aku ini, TUHAN, adalah Allahmu dan tidak ada yang lain;
dan umat-Ku tidak akan menjadi malu lagi untuk selama-lamanya.
Kemudian dari pada itu akan terjadi,
bahwa Aku akan mencurahkan Roh-Ku ke atas semua manusia,
maka anak-anakmu laki-laki dan perempuan akan bernubuat;
orang-orangmu yang tua akan mendapat mimpi, teruna-terunamu akan mendapat penglihatan-penglihatan.
Juga ke atas hamba-hambamu laki-laki dan perempuan akan Kucurahkan Roh-Ku pada hari-hari itu."

Sebagai jawaban dari doa dan puasa yang dilakukan oleh umat-Nya, Allah berfirman: "Aku akan menolongmu, Aku akan mengubah seluruh keadaan, meniadakan segala kekurangan dan kerusakan dan Aku akan menyediakan segala keperluanmu. Engkau akan mengalami kelimpahan dan tak akan menjadi bahan tertawaan lagi di antara bangsa-bangsa. Engkau akan berjalan dengan tegak dan bangsa lain akan berkata, 'Lihatlah perbuatan Tuhan bagi mereka.'"

Secara khusus Tuhan berjanji akan mengirimkan bagi umat-Nya hujan awal dan hujan akhir yang amat mereka butuhkan itu. Lalu Tuhan menjelaskan hal yang dilambangkan oleh hujan tersebut secara rohani dan berkata, *"Aku akan mencurahkan Roh-Ku ke atas semua manusia."*

Dalam Perjanjian Baru kita dapat membaca khotbah Rasul Petrus di hadapan kerumunan orang banyak yang berkumpul pada hari Pentakosta setelah Roh Kudus dicurahkan. **Kisah Para Rasul 2:16-18**:

> *"Tetapi itulah yang difirmankan Allah dengan perantaraan nabi Yoel [ia menghubungkan peristiwa pada waktu itu dengan nubuat Nabi Yoel]:*
>
> *Akan terjadi pada hari-hari terakhir – demikianlah firman Allah–bahwa Aku akan mencurahkan RohKu ke atas semua manusia;*
>
> *maka anak-anakmu laki-laki dan perempuan akan bernubuat,*
>
> *dan teruna-terunamu akan mendapat penglihatan-penglihatan, dan orang-orangmu yang tua akan mendapat mimpi.*
>
> *Juga ke atas hamba-hamba-Ku laki-laki dan perempuan akan Kucurahkan Roh-Ku pada hari-hari itu dan mereka akan bernubuat."*

Tuhan telah siap untuk mencurahkan Roh Kudus atas Gereja-Nya di seluruh muka bumi pada akhir zaman ini. Hal ini merupakan jawaban Tuhan atas kebutuhan yang amat mendesak dan atas tekanan-tekanan hidup yang dialami umat manusia dewasa ini. Pencurahan Roh Kudus tersebut sekaligus merupakan jawaban Allah terhadap kuasa-kuasa Iblis yang menyerang segala segi kehidupan umat Allah selama ini, dan merupakan tanggapan-Nya atas kerusakan dan kekurangan yang terdapat dalam Gereja. Tuhan tak akan membiarkan umatNya dalam keadaan tak berdaya di bawah kekuasaan dan tekanan Iblis yang jahat itu. Allah telah menyiapkan segala sesuatunya. Ia telah berjanji untuk mencurahkan Roh-Nya dan menolong umat-Nya secara supranatural. Tetapi ada suatu syarat yang harus dipenuhi untuk dapat memperoleh semua itu, yaitu kita harus mencari Tuhan dengan berdoa dan berpuasa, baik secara bersama-sama maupun secara perorangan.

Perhatikanlah janji Allah dalam **Yoel 2:28**, *"Kemudian dari pada itu akan terjadi, bahwa Aku akan mencurahkan Roh-Ku ke atas semua manusia."* "Kemudian dari pada" atau setelah *apa*? Jawabnya adalah setelah kita memenuhi syarat yang ditetapkan Tuhan itu tadi. Kita harus menyucikan diri atau mengkhususkan waktu untuk berpuasa, memaklumkan suatu pertemuan yang kudus, mencari Tuhan dan berhimpun bersama-sama untuk berdoa dan berpuasa. Maka Allah akan segera menepati janji-Nya. Allah berkata, "Aku akan datang kepadamu dalam kuasa dan kepenuhan Roh Kudus untuk mengubah seluruh keadaan. Engkau tidak akan lagi ketakutan dan dalam keadaan kalah, engkau akan menjadi kuat dan berhasil. Dunia tidak akan mencemoohkan kamu lagi, sebaliknya mereka akan tercengang dan takjub melihat pertolongan Tuhan atas umat-Nya."

Dalam ucapan Nabi Yoel yang berisi seruan Allah kepada umat-Nya untuk berdoa dan berpuasa itu tersirat suatu tugas dan tanggung jawab istimewa bagi para pemimpin umat. Ada tiga kelompok yang disebutkan satu per satu secara khusus, bahkan lebih dari satu kali. Itulah para imam, para pelayan Tuhan dan para tua-tua. Sebagai contoh, dalam **Yoel 1:13** disebutkan: *"Lilitkanlah kain kabung dan mengeluhlah, hai **para imam**; merataplah, hai **para pelayan mezbah**."* Dan di dalam **ayat 14** dikatakan, *"maklumkanlah perkumpulan raya; kumpulkanlah **para tua- tua**."* Jadi, kata-kata itu terutama ditujukan kepada para imam, pelayan Tuhan dan penatua.

Yoel 2:16-17 berkata, *"kumpulkanlah bangsa ini, kuduskanlah jemaah, himpunkanlah orang-orang yang tua [kumpulkanlah segala tua-tua, TL] ... Baiklah para imam, pelayan-pelayan TUHAN, menangis di antara balai depan dan mezbah ...."*

Pada zaman sekarang pun terdapat suatu kebutuhan yang amat mendesak akan pemimpin-pemimpin jemaat yang dapat memimpin umat untuk kembali melakukan doa dan puasa bersama-sama, seperti pada zaman Nabi Yoel itu, guna mengundang campur tangan Allah dalam kehidupan umat-Nya.

Kebutuhan tersebut terdapat di dalam setiap bangsa yang ada di bumi dewasa ini. Mari kita melihat kembali kebenaran yang terdapat dalam sebuah ayat yang sudah tidak asing lagi, yaitu **II Tawarikh 7:14**: *"... dan umatKu, yang atasnya nama-Ku disebut, merendahkan diri, berdoa dan mencari wajah-Ku, lalu berbalik dari jalan-jalannya yang jahat, maka Aku akan mendengar dari sorga dan mengampuni dosa mereka, serta memulihkan negeri mereka."*

Saya percaya bahwa itulah pesan Tuhan yang sedang disampaikan kepada seluruh umat-Nya dewasa ini. Tuhan sekali lagi berkata kepada kita, bahwa Ia akan melakukan campur tangan atas kehidupan umat manusia di seluruh dunia. Ia akan memperlihatkan kekuasaan-Nya, bukan hanya kepada perseorangan atau keluarga-keluarga saja, tetapi juga kepada kota-kota, kelompok-kelompok masyarakat, bahkan segala bangsa. Itulah campur tangan Allah yang difirmankan-Nya dalam **II Tawarikh 7:14**. Namun Allah juga menuntut agar umat-Nya memenuhi suatu persyaratan terlebih dahulu. Syarat-Nya yang pertama adalah: *"Umat-Ku ... merendahkan diri."* Dalam seluruh bahasan ini kita telah melihat bahwa yang dimaksudkan dengan merendahkan diri itu adalah berdoa dan berpuasa bersama-sama dengan bersehati. Demikianlah cara yang ditetapkan Allah bagi umat-Nya sejak Hari Raya Pendamaian, yaitu agar kita merendahkan diri di hadapan-Nya. Dan ketetapan Allah itu belum berubah hingga sekarang. Ia sedang menunggu bangkitnya pemimpin-pemimpin yang bersedia untuk memimpin umat-Nya berdoa dan berpuasa dengan bersehati. Selanjutnya Allah berjanji untuk mendengar, mengampuni dan memulihkan keadaan dunia ini.

BAB II

BAGAIMANA BERPUASA

HARUSKAH ORANG KRISTEN BERPUASA?

Apabila kita menyelidiki Alkitab dan menelusuri sejarah bangsa Israel maupun riwayat Gereja yang mula-mula, kita akan melihat bahwa umat Allah di sepanjang zaman mempunyai kebiasaan untuk berpuasa. Di bawah hukum Taurat bangsa Israel bahkan diwajibkan untuk berpuasa bersama-sama paling sedikit sekali setahun, khususnya pada Hari Raya Pendamaian (Hari Grafirat, **TL**), demikian juga pada waktu-waktu yang lain. Kita membaca pula mengenai hamba-hamba Allah seperti Nabi Musa, Raja Daud, dan Nabi Elia, yang berpuasa secara pribadi. Beberapa raja yang memerintah Israel berpuasa dan bahkan menyuruh seluruh bangsa untuk ikut berpuasa. Selanjutnya, dalam **Kisah Para Rasul** diceritakan bahwa Gereja yang mula-mula sewaktu-waktu juga berpuasa bersama untuk maksud tertentu, terutama pada waktu mereka akan mengutus pergi beberapa orang untuk melakukan pekerjaan rasuli (apostolik), demikian juga sebelum mereka menahbiskan para penatua di dalam jemaat-jemaat yang baru.

Menurut catatan peninggalan zaman dulu yang dapat dipercaya dari periode awal sejarah Gereja, selama beberapa abad yang silam orang-orang Kristen biasa berpuasa setiap hari Rabu dan Jumat. Dua hari itu dikhususkan untuk berpuasa. Kemudian selama beberapa abad yang belakangan ini banyak pula pergerakan serta persekutuan

Kristen yang menekankan kembali pentingnya kebiasaan berpuasa.

Pada masa-masa permulaan dari pergerakan Metodis, para pemimpinnya, yaitu John Wesley dan saudara kandungnya, Charles, mengharuskan para pengikut mereka untuk berpuasa secara rutin setiap minggu. Pada waktu itu puasa merupakan sesuatu yang dilakukan secara rutin, meskipun sekarang saya sering juga bertemu dengan anggota gereja Metodis yang tidak tahu apa-apa mengenai berpuasa. Sebagai pemimpin yang mendirikan pergerakan Metodis itu, John Wesley dengan tegas menolak untuk menahbiskan pendeta Metodis, kecuali bila orang itu sudah biasa untuk berpuasa secara rutin hingga pukul 4 sore setiap hari Rabu dan Jum'at. Dengan perkataan lain, menurut Wesley, berpuasa merupakan suatu keharusan atau kewajiban bagi setiap orang yang hendak menjadi pelayan Tuhan. Saya sendiri juga percaya bahwa sudah saatnya kebiasaan berpuasa perlu dihidupkan kembali, sebab akan sangat bermanfaat bagi gereja-gereja dan persekutuan Kristen pada umumnya, maupun bagi kehidupan pribadi para hamba Tuhan itu sendiri.

PERSIAPAN UNTUK BERPUASA

Sebagai persiapan untuk berpuasa, pertama-tama dan yang paling penting adalah sikap iman. Hal ini sangat penting dan akan menentukan sejauh mana puasa yang dilakukan itu akan berhasil. Kita harus berpuasa dengan sikap iman yang positif, dengan meyakini bahwa *Allah menghendaki agar kita berpuasa dan Ia akan memberkati kita apabila kita berpuasa sesuai dengan kehendak-Nya.* Saya sungguh yakin dan percaya bahwa Allah menghendaki agar kita berpuasa, sebab itulah yang dikatakan-Nya dalam Alkitab. Dalam hal **berdoa**, jelas sekali bahwa Allah menghendakinya. Untuk itu kita tidak perlu menunggu sampai mendapatkan wahyu dan perintah yang khusus dari Allah. Karena Alkitab dengan jelas mengajarkan dan menyuruh kita untuk berdoa. Demikian juga dengan hal **berpuasa**. Kita tidak perlu menunggu sampai Tuhan memberikan wahyu atau perintah secara pribadi kepada kita untuk melakukannya, sebab Alkitab dengan jelas mengajarkan dan menyuruh kita untuk berpuasa. Janganlah kita menunggu sampai mendapatkan suatu wahyu atau perintah mengenai sesuatu, yang sebenarnya sudah diajarkan dengan begitu jelas dalam Alkitab. Karena orang yang menunggu itu biasanya tidak akan menerima petunjuk apa pun dari Tuhan, bahkan ia akan mengalami kekecewaan, apabila rencana Allah bagi kehidupannya tidak pernah menjadi kenyataan.

Saya yakin dan percaya bahwa orang yang berpuasa, yang mencari kehendak Tuhan dengan motivasi yang benar dan sesuai dengan Alkitab, akan diberkati Tuhan. Alkitab secara jelas menjanjikan hal tersebut. Dalam **Matius 6:17-18** Yesus berkata:

> *"Tetapi apabila engkau berpuasa, minyakilah kepalamu dan cucilah mukamu, supaya jangan dilihat oleh orang bahwa engkau sedang berpuasa, melainkan hanya oleh Bapamu yang ada di tempat tersembunyi. Maka Bapamu yang melihat yang tersembunyi akan membalasnya kepadamu."*

Betapa jelasnya janji Tuhan itu. Apabila Anda berpuasa dengan cara yang benar dan motivasi yang murni, Tuhan tidak akan lupa untuk membalasnya, bahkan Ia akan membalas Anda secara tidak sembunyi-sembunyi. Dengan perkataan lain, orang yang tidak (pernah) berpuasa, sebenarnya kehilangan suatu berkat yang telah disediakan Allah baginya. Karena berkat itu tak mungkin Anda peroleh, kecuali bila Anda memenuhi persyaratan yang sudah ditetapkan-Nya.

Penulis **Surat Ibrani** mengemukakan hal yang paling mendasar yang diperlukan untuk dapat menghampiri Allah dan meminta sesuatu kepada-Nya. Dalam **Ibrani 11:6** ia menulis:

> *Tetapi tanpa iman tidak mungkin orang berkenan kepada Allah. Sebab barangsiapa berpaling kepada Allah, ia harus percaya bahwa Allah ada, dan bahwa Allah memberi upah* [pahala, **TL**] *kepada orang yang sungguh-sungguh mencari Dia.*

Allah berkata bahwa kita harus menghampiri Dia dengan iman. Tak ada jalan lain untuk menghampiri-Nya, dan apabila kita menghampiri-Nya dengan iman, ada dua hal yang harus kita yakini dan percayai: pertama, Allah itu ada, dan kedua, Allah memberi upah kepada orang yang sungguh-sungguh mencari Dia. Apabila Anda bersungguh-sungguh mencari Allah, maka Ia akan memberi Anda suatu upah. Ini adalah suatu kepastian! Upah yang diterima itu mungkin tidak akan seperti yang diharapkan, namun ada upah bagi orang yang sungguh-sungguh mencari Allah.

Dalam **Yesaya pasal 58** tertulis hal-hal yang dijanjikan Allah kepada orang yang berpuasa sesuai dengan kehendak-Nya. Baiklah kita menyimak beberapa ayat dari pasal tersebut, yaitu **ayat 8, 9, 11** dan **12**. Semua janji yang tertulis dalam ayat-ayat tersebut pasti akan dipenuhi, apabila seseorang berpuasa dengan cara yang berkenan di hati Allah.

Yesaya 58:8-9, 11-12:

Pada waktu itulah terangmu akan merekah seperti fajar dan lukamu akan pulih dengan segera; kebenaran menjadi barisan depanmu dan kemuliaan TUHAN barisan belakangmu.

Pada waktu itulah engkau akan memanggil dan TUHAN akan menjawab, engkau akan berteriak minta tolong dan Ia akan berkata: Ini Aku! Apabila engkau tidak lagi mengenakan kuk kepada sesamamu dan tidak lagi menunjuk-nunjuk orang dengan jari dan memfitnah.

TUHAN akan menuntun engkau senantiasa dan akan memuaskan hatimu di tanah yang kering, dan akan membaharui kekuatanmu; engkau akan seperti taman yang diairi dengan baik dan seperti mata air yang tidak pernah mengecewakan.

Engkau akan membangun reruntuhan yang sudah berabad-abad, dan akan memperbaiki dasar yang diletakkan oleh banyak keturunan. Engkau akan disebutkan "yang memperbaiki tembok yang tembus", "yang membetulkan jalan supaya tempat itu dapat dihuni".

Saya memperhatikan 10 hal yang dijanjikan dalam ayat-ayat tersebut kepada orang-orang yang berpuasa sesuai dengan kehendak Allah, yaitu sebagai berikut:

1. (Sinar) Terang
2. Kesembuhan
3. Kebenaran
4. Kemuliaan
5. Doa yang Terkabul
6. Tuntunan yang Berkesinambungan
7. Kepuasan Hati
8. Kesegaran
9. Hasil yang Kekal atas Jerih Payah
10. Pemulihan

Saya pikir, bodoh benar orang Kristen yang menolak berkat-berkat tersebut. Allah menjanjikan berkat-berkat tersebut terutama bagi orang-orang yang berpuasa sesuai dengan kehendak-Nya. Jadi, apabila kita berpuasa dengan iman yang positif, yaitu kita yakin dan percaya bahwa dengan berpuasa kita melakukan kehendak Allah yang dinyatakan dalam Alkitab dan bahwa Allah memberkati orang yang berpuasa sesuai dengan kehendakNya, maka pastilah kita akan menerima berkat-berkat yang dijanjikan dalam **Yesaya pasal 58** itu.

Terlepas dari semua hal itu, kita juga harus mempunyai pandangan dan sikap yang positif terhadap tubuh jasmani kita sendiri. Kenyataan menunjukkan banyak orang Kristen menganut pandangan dan menaruh sikap yang meremehkan terhadap tubuh jasmani mereka. Mereka berpandangan bahwa tubuh jasmani merupakan sesuatu yang "kurang baik", yang hanya akan menghambat kehidupan rohani mereka. Mereka memandang tubuh jasmani sebagai suatu hal negatif, yang "apa boleh buat" masih harus mereka miliki di dunia yang fana ini. Karena sikap dan pandangan tersebut, dengan sendirinya mereka kurang memperhatikan atau mengurusi segi-segi jasmani dari kehidupan mereka. Mereka takut bahwa dengan menaruh banyak perhatian kepada tubuh, mereka akan menjadi kurang rohani dan terlalu bersifat "kedagingan". Padahal, setahu saya Alkitab tidak pernah mengajarkan sikap yang demikian mengenai tubuh jasmani, mengingat bahwa sebenarnya tubuh itu merupakan suatu pemberian yang baik dari tangan Tuhan. Dalam **I Korintus 6:19-20** justru dikatakan:

> *Atau tidak tahukah kamu, bahwa tubuhmu adalah bait Roh Kudus yang diam di dalam kamu, Roh Kudus yang kamu peroleh dari Allah, — dan bahwa kamu bukan milik kamu sendiri?*
>
> *Sebab kamu telah dibeli dan harganya telah lunas dibayar: Karena itu muliakanlah Allah dengan tubuhmu!*

Alkitab justru mengajarkan bahwa tubuh jasmani kita merupakan bait Allah (Roh Kudus), dan ketika Yesus mencurahkan darah-Nya pada kayu salib, Ia tidak hanya menebus *jiwa* dan *roh* manusia, tetapi *tubuh* jasmaninya juga. Kita telah dibeli-Nya dengan harga tunai, yaitu melalui darah-Nya yang tercurah pada kayu salib, dan yang dibeli-Nya adalah manusia yang seutuhnya, termasuk roh, jiwa dan tubuh kita yang kini menjadi milik Allah. Allah sangat berkepentingan dan mempunyai tujuan tertentu dengan tubuh jasmani kita. Ia menginginkan agar tubuh kita menjadi bait Allah, yaitu tempat kediaman yang permanen bagi Roh Kudus. Alkitab mengatakan bahwa Allah tidak mendiami gedung-gedung tempat ibadah buatan tangan manusia. Boleh saja kita membangun gereja, sinagoga atau rumah ibadat lainnya bagi Allah, tetapi Allah tidak akan mendiami gedung-gedung tersebut. Allah hanya bersedia mendiami tubuh jasmani dari orang-orang yang percaya kepada-Nya. Dengan demikian tubuh saya sesungguhnya sangat penting artinya bagi Tuhan. Tubuh saya merupakan tempat kediaman Roh Kudus, dan untuk menyenangkan hati Tuhan saya harus menjaga agar tempat kediaman Roh Kudus ini selalu dalam keadaan yang prima. Tempat kediaman ini harus dirawat dengan baik, supaya tetap dalam keadaan yang sehat, kuat dan berguna untuk dipakai oleh Tuhan.

Selanjutnya, dalam **Roma 6:13** Rasul Paulus mengatakan mengenai anggota tubuh kita:

> *Dan janganlah kamu menyerahkan anggota-anggota tubuhmu kepada dosa untuk dipakai sebagai senjata kelaliman, tetapi serahkanlah dirimu kepada Allah sebagai orang-orang, yang dahulu mati, tetapi yang*

sekarang hidup. Dan serahkanlah anggota-anggota tubuhmu kepada Allah untuk menjadi senjata-senjata kebenaran.

Dengan demikian setiap anggota tubuh saya seharusnya menjadi alat atau senjata yang siap untuk dipakai oleh Allah. Anggota tubuh itu bukan lagi milik saya sendiri, melainkan milik Allah. Saya harus menyerahkan anggota tubuh saya kepada Allah. Dan tentu saja Allah menghendaki agar senjata-Nya itu selalu dalam keadaan siap pakai. Allah tidak menghendaki senjata yang rusak atau rapuh. Ia menghendaki agar tubuh kita benar-benar sehat. Ia menghendaki bahwa seluruh anggota tubuh kita benar-benar kuat dan berfungsi dengan baik, karena semuanya merupakan bagian dari tubuh Kristus dan perlengkapan senjata yang diperlukan Allah untuk melaksanakan kehendak-Nya di bumi ini. Dalam artian tertentu, boleh dikatakan bahwa Kristus kini tidak lagi memiliki tubuh jasmani di dunia ini. Oleh karena itulah, tubuh kita merupakan perwujudan (manifestasi) dari tubuh Kristus di dunia. Tubuh kita adalah alat atau senjata yang dipergunakan Allah untuk melakukan kehendak-Nya di bumi ini. Oleh karena itu saya yakin dan percaya bahwa Allah ingin agar kita menjaga kondisi tubuh jasmani kita semaksimal mungkin, agar selalu dalam keadaan sehat dan kuat.

Pengalaman pribadi saya membuktikan bahwa berpuasa merupakan suatu sarana yang praktis untuk menjaga kondisi tubuh, supaya dalam keadaan sehat selalu. Saya merasa bahwa banyak penyakit dan gangguan kesehatan lainnya dapat diatasi dan dihindarkan melalui kebiasaan berpuasa yang baik dan benar. Penjelasan berikut ini akan menolong Anda agar dapat menjalankan puasa yang akan menghasilkan faedah semaksimal mungkin bagi kesehatan jasmani Anda. Melihat pola hidup sebagian orang Kristen di negara barat dewasa ini, yang begitu sembrono dan teledor dengan tubuh jasmani mereka, khususnya dalam kebiasaan mereka untuk melahap segala jenis makanan dalam jumlah yang begitu besar, saya pun bertanya dalam hati saya: "Bagaimana jadinya dengan kondisi mobil yang mereka miliki, seandainya mobil-mobil itu diperlakukan sama cerobohnya seperti mereka memperlakukan tubuh mereka itu?" Saya yakin bahwa kebanyakan mobil mereka sudah lama rusak dan mogok, seandainya diperlakukan demikian! Tubuh mereka sudah lama menderita, jauh lebih banyak dari mobil mereka. Menurut saya, setidaknya perhatian dan perawatan terhadap tubuh jasmani kita harus secermat dan sama bersungguh-sungguhnya seperti perawatan kendaraan pribadi kita. Bahkan, seharusnya perhatian kepada tubuh kita harus lebih besar, karena mobil yang rusak masih dapat diganti dengan membayar sejumlah uang tertentu. Tetapi kalau tubuh kita rusak, kita tidak mungkin membeli tubuh yang baru, bahkan sebiji mata sekali pun, padahal sebiji mata saja sudah tidak ternilai harganya. Tubuh yang sehat merupakan suatu berkat yang tak bisa diukur dengan nilai uang dan juga tidak dapat dibeli dengan uang. Yang menjadi persoalan bagi banyak orang Kristen dewasa ini adalah bahwa pada dasarnya mereka kurang mempedulikan masalah kesehatan jasmani mereka.

    Tentu saja, seandainya Anda mengalami gangguan kesehatan, misalnya menderita kencing manis atau penyakit TBC, atau Anda masih dalam perawatan dokter karena penyakit tertentu, sebelum mulai berpuasa sebaiknya

Anda menanyakan terlebih dahulu kepada dokter, apakah keadaan kesehatan Anda memungkinkan bagi Anda untuk berpuasa atau tidak. Sementara orang, karena alasan kesehatan memang tidak mungkin melakukan puasa. Contohnya adalah orang yang menderita kencing manis, yang harus benar-benar menjaga keseimbangan senyawa kimia dalam tubuhnya. Bila demikian, saya percaya bahwa orang Kristen lain yang bebas untuk berpuasa mempunyai tanggung jawab untuk mengambil alih beban orang tersebut dan berpuasa mewakilinya.

UNTUK APA BERPUASA?

Sekarang kita akan membahas tujuan yang hendak dicapai dengan berpuasa, yang terdiri dari berbagai pilihan. Konon ada yang mengatakan: "Tanpa suatu tujuan tertentu, tak ada yang akan tercapai." Demikian juga halnya dengan berpuasa. Kita harus mempunyai tujuan tertentu dalam berpuasa.

Pada dasarnya, berpuasa dapat dilakukan untuk berbagai tujuan yang baik dan benar menurut Alkitab. Saya akan membahas beberapa di antaranya, berdasarkan pengalaman saya sendiri. Salah satu tujuan yang hendak dicapai ialah untuk merendahkan diri. Daud pernah berkata: *"Aku menyiksa diriku* [merendahkan diri, dalam terjemahan bahasa Inggris] *dengan berpuasa."* Yang dimaksudkan dengan kerendahan hati di sini bukan hanya suatu perasaan yang bersifat abstrak, melainkan sesuatu yang bersifat konkret dan nyata. Yang jelas, bukan Allah yang harus membuat kita rendah hati. Kita sendiri yang disuruh-Nya merendahkan diri.

Karena pernah mengalaminya sendiri, saya dapat bersaksi dan mengatakan bahwa apabila kita berpuasa dengan tujuan yang benar dan penuh iman, akhirnya kita akan berhasil merendahkan diri. Dan pada waktu kita merendahkan diri, saat itulah Tuhan akan meninggikan kita. Prinsip ini berkali-kali diperlihatkan dalam seluruh Alkitab. Siapa saja yang meninggikan diri sendiri pada akhirnya akan direndahkan, dan sebaliknya orang yang merendahkan diri akan ditinggikan. Sebab itu, Anda sendirilah yang harus menentukan sikap. Inginkah Anda direndahkan? Kalau demikian, coba saja Anda meninggikan diri sendiri. Inginkah Anda ditinggikan? Bila demikian, rendahkanlah diri Anda. Saya percaya, cara yang paling mudah dan Alkitabiah bagi orang yang beriman untuk merendahkan diri adalah dengan berpuasa.

Kita juga dapat berpuasa dengan tujuan yang lain, yaitu untuk mendekatkan diri kepada Tuhan. Alkitab berkata bahwa apabila kita mendekatkan diri kepadaNya, Tuhan pun akan mendekatkan diri kepada kita.

Selanjutnya, kita dapat berpuasa dengan tujuan untuk lebih memahami Firman Tuhan. Berdasarkan pengalaman saya selama bertahun-tahun, pada waktu kita sungguh-sungguh mencari Tuhan dengan berpuasa, Tuhan pasti akan memberikan pengertian yang lebih besar dan lebih mendalam mengenai Firman-Nya kepada kita.

Kemudian kita dapat berpuasa dengan tujuan untuk mencari tahu kehendak Tuhan dan mendapatkan petunjuk bagi kehidupan kita. Dalam **Ezra 8:21** Ezra berkata:

> *Kemudian di sana, di tepi sungai Ahawa itu, aku memaklumkan puasa supaya kami merendahkan diri di hadapan Allah kami dan memohon kepada-Nya jalan yang aman bagi kami, bagi anak-anak kami dan segala harta benda kami.*

Sekali lagi, menurut pengalaman saya sendiri, pada waktu kita merendahkan diri dengan berpuasa dan mencari Tuhan serta kehendak dan petunjuk-Nya? Ia pasti akan menunjukkan jalan kepada kita. Hal ini telah saya buktikan hingga berkali-kali dalam berbagai masalah yang saya hadapi, antara lain ketika saya harus pindah dari satu negara ke negara lainnya, dengan memboyong seluruh keluarga, demikian juga ketika saya harus memilih pekerjaan untuk mencari nafkah, atau bidang pelayanan yang harus saya tekuni. Saya mengalami bahwa apa yang kita minta kepada Tuhan pasti akan diberi, asalkan kita benar-benar mengadakan waktu untuk berpuasa dan berdoa dengan penuh kerendahan hati.

Kita juga dapat berpuasa untuk memperoleh kesembuhan. **Yesaya 58:8** berkata: *"... lukamu akan pulih dengan segera."* Kesembuhan yang dimaksudkan di sini juga berarti kelepasan dari kuasa gelap yang mengikat. Yesus pernah mengatakan mengenai sejenis roh tertentu: *"Jenis ini tidak dapat diusir kecuali dengan berdoa dan berpuasa."* Yesus sendiri berpuasa selama 40 hari sebelum memulai pelayanan-Nya untuk menyembuhkan penyakit dan melepaskan orang dari kuasa roh jahat.

Kita juga dapat berpuasa apabila memerlukan pertolongan Tuhan untuk mengatasi masalah tertentu, atau ketika timbul persoalan yang tak dapat diatasi dengan cara-cara yang biasa. Ada banyak contoh mengenai ini di dalam Alkitab. Dalam **II Tawarikh pasal 20** Raja Yosafat dan rakyatnya dalam kerajaan Yehuda menghadapi ancaman dari tentara musuh yang segera akan menyerang negeri mereka, yang serangannya tak mungkin untuk ditangkal dengan kekuatan angkatan perang mereka sendiri. Maka mereka merendahkan diri di hadapan Allah dengan berkumpul bersama untuk berpuasa dan berdoa. Akhirnya Tuhan menyelesaikan masalah tersebut, tanpa ada seorang rakyat Yehuda pun yang perlu mengangkat senjata. Allah menumpas habis seluruh tentara musuh. Saya percaya bahwa Tuhan tidak pernah pilih kasih. Saya percaya bahwa bila kita mencari Tuhan dengan cara yang sama (berpuasa), pasti Tuhan akan bersedia juga untuk menolong kita, seperti yang dilakukan-Nya bagi Raja Yosafat dan rakyatnya.

Berpuasa juga dapat dilakukan dengan untuk menaikkan doa syafaat (mendoakan kepentingan orang lain). Sering orang datang kepada saya dan berbicara mengenai kerabat mereka yang belum juga bertobat kepada Tuhan. Mereka bertanya: "Apa yang harus saya lakukan, supaya sanak keluarga saya dapat diselamatkan?" Maka saya pun balik bertanya kepada mereka: "Pernahkah Anda berdoa dan berpuasa bagi mereka? Maukah Anda berkorban untuk orang-orang yang Anda kasihi itu?" Dari kesaksian banyak orang percaya yang telah mengalaminya, kita melihat bahwa apabila doa itu disertai puasa, Tuhan sering kali mengabulkan doa-doa yang dipanjatkan bagi sanak keluarga yang belum diselamatkan itu.

Jika Anda ingin berpuasa selama jangka waktu tertentu, misalnya selama sehari penuh atau lebih, atau ingin berpuasa untuk tujuan tertentu, sebaiknya Anda membuat dan menyimpan catatan mengenai pokok doa dan puasa Anda itu, dengan keterangan terperinci mengenai tanggalnya, dan sebagainya. Saya bersyukur bahwa bertahun-tahun yang lalu, khususnya sekitar permulaan tahun 1950-an, saya rajin mencatat pokok-pokok doa dan puasa saya. Saya masih menyimpan catatan itu sampai sekarang dan setelah saya membacanya kembali saya heran melihat betapa banyak permintaan saya yang telah dikabulkan. Beberapa di antara pokok doa dan puasa saya itu sangat penting sifatnya. Misalnya, mengenai keselamatan ibu saya sendiri. Meskipun memakan waktu sampai bertahun-tahun lamanya, akhirnya Tuhan benar-benar menyelamatkan ibu saya dengan suatu cara yang amat meyakinkan dan mengharukan, menjelang akhir hayatnya. Ketika ibu saya meninggal, saya yakin benar bahwa ia sudah mengerti hakikat Injil yang diberitakan kepadanya. Ibu saya menerima keselamatannya melalui suatu pengalaman yang luar biasa. Rupanya doa dan puasa yang saya lakukan itu tidak sia-sia sama sekali. Dan setiap kali saya membaca kembali daftar pokok-pokok doa dan puasa saya pada masa itu, saya benar-benar memuji Tuhan melihat betapa ajaibnya Ia mengabulkan doa-doa saya itu. Anda tidak berdosa jika tidak membuat catatan, tetapi akan lebih baik jika Anda selalu menulis pokok-pokok doa yang Anda panjatkan setiap hari itu. Dengan demikian di kemudian hari Anda dapat membaca kembali daftar permohonan Anda sendiri dan memuji Tuhan atas jawaban-Nya yang ajaib ketika Ia mengabulkan doa-doa Anda itu.

BERAPA LAMA HARUS BERPUASA?

Sekarang kita akan membahas berapa lama kita harus berpuasa. Jika Anda baru akan berpuasa untuk pertama kalinya, saya anjurkan agar sebaiknya Anda jangan berpuasa terlalu lama. Janganlah segera berpuasa selama seminggu, dua minggu atau bahkan 40 hari lamanya. Memang, ada juga orang yang berhasil melakukannya. Tetapi menurut saya, pada waktu orang memanjat sebuah tangga biasanya mereka akan mulai dari anak tangga yang paling bawah, lalu menaiki anak tangga berikutnya, satu demi satu. Seandainya Anda mulai berpuasa dan langsung mengambil waktu yang terlalu lama, kemudian Anda gagal untuk menyelesaikannya, selanjutnya Anda ragu-ragu untuk mulai kembali, karena takut gagal lagi.

Jadi, sebaiknya Anda mulai berpuasa secara wajar-wajar saja, seperti orang yang hendak memanjat sebuah tangga itu tadi. Mulailah dari anak tangga yang paling bawah, kemudian menaiki anak tangga itu satu demi satu, sampai Anda mencapai anak tangga yang tertinggi. Jika Anda belum terbiasa untuk berpuasa dan tidak dapat berpuasa untuk jangka waktu yang lama, mulailah saja dengan berpantang *makan malam* lebih dahulu. Seandainya Anda biasa makan malam pukul 18.00 atau 18.30, maka dengan berpantang makan malam, kemudian tidak makan apa-apa hingga waktu sarapan pagi keesokan harinya, sesungguhnya Anda sudah berhasil berpuasa selama kira-kira 18 jam. Hal itu dihitung dari sejak Anda selesai makan siang hingga waktu sarapan pagi keesokan harinya. Cukuplah kalau Anda mulai berpuasa dengan *sekali saja* tidak makan dalam satu hari itu, dengan begitu Anda sebenarnya sudah berpuasa cukup lama. Dengan cara demikian akhirnya Anda semakin terbiasa untuk melakukan puasa yang sebenarnya, tanpa harus melakukan perubahan yang terlalu besar pada pola hidup Anda dan tanpa memaksakan diri. Setelah Anda berhasil dengan melewatkan sekali waktu makan, yaitu makan malam, selanjutnya Anda mungkin ingin melewatkan dua kali waktu makan, yaitu makan siang dan makan malam. Dengan demikian Anda berpantang makan sejak selesai makan pagi hingga saat makan pagi keesokan harinya, yang berarti Anda sudah berpuasa selama 24 jam! Kemudian, setelah Anda benar-benar merasa "siap tempur", Anda dapat melewatkan ketiga waktu makan Anda dalam sehari, artinya Anda berpuasa sejak selesai makan malam hari sebelumnya hingga saat sarapan pagi lusanya, yaitu selama 36 jam.

Sekali Anda berhasil melakukannya dan Anda yakin bahwa Anda mampu menjalankan puasa itu, saya kira itulah waktu yang terbaik untuk mencari wajah Tuhan, untuk mengetahui, apakah Ia menghendaki Anda berpuasa lebih lama lagi, atau tidak. Sekali lagi saya ingatkan Anda, agar jangan mulai dengan memaksakan diri memenuhi suatu target yang terlalu berat. Mulailah berpuasa selama 2 atau 3 hari, atau seminggu saja. Jika Anda mampu untuk berpuasa selama seminggu penuh, besar kemungkinan pola hidup Anda akan benar-benar berubah. Dengan meninjau kembali perkembangan pelayanan saya sendiri selama ini, saya rasa mustahil saya bisa menjadi seorang hamba Tuhan dengan pelayanan seperti yang sekarang ini, seandainya saya tidak berpuasa secara teratur sejak bertahun-tahun yang lalu. Saya percaya, bahwa puasa yang saya jalankan sejak waktu itu telah banyak berperan. Dan saya teringat kembali akan ayat Alkitab yang telah saya kutip sebelumnya: *"Allah memberi upah kepada orang yang sungguh-sungguh mencari Dia."* Saya tidak hanya mengatakannya karena hal itu tertulis dalam Alkitab, melainkan juga karena hal itu telah saya buktikan dalam kehidupan saya sendiri.

Memang, sama sekali tidak mustahil untuk berpuasa selama dua atau tiga minggu berturut-turut (dalam Alkitab terdapat catatan mengenai sejumlah orang yang pernah berpuasa selama 40 hari penuh, dan selain itu saya juga mengenal secara pribadi sejumlah orang yang masih hidup sekarang ini, yang pernah berpuasa selama 40 hari berturut-turut). Namun, saya rasa kurang bijaksana untuk sekedar menjadikan lamanya waktu berpuasa sebagai tujuan utama yang hendak dicapai. Lamanya waktu berpuasa sebenarnya tidak begitu penting. Yang lebih penting adalah, apakah kita berpuasa sesuai dengan kehendak Allah, apakah motivasi kita murni dan apakah puasa yang kita jalankan itu benar-benar membawa manfaat. Singkatnya, saya menyarankan supaya Anda mulai berpuasa untuk waktu yang tidak terlalu lama dahulu, kemudian memperpanjang jangka waktu itu sedikit demi sedikit.

APA YANG TERJADI SEWAKTU BERPUASA?

Saya telah mengemukakan bahwa mungkin sekali sikap mental merupakan salah satu faktor yang paling penting dalam berpuasa. Adapun dari segi jasmani, penting juga untuk memperhatikan agar sehabis berpuasa Anda tidak mengalami susah buang air besar (konstipasi atau sembelit). Apabila akan berpuasa, usahakan agar makanan terakhir Anda sebelum mulai berpuasa bukan makanan yang mengakibatkan susah buang air besar. Setiap orang punya caranya sendiri untuk mencegah hal tersebut. Namun, mungkin ada baiknya Anda lebih banyak makan buah-buahan, sayuran segar, sari buah atau sejenis sereal tertentu (misalnya, bubur *havermut*). Hal ini terserah kepada Anda sendiri, mana yang cocok bagi Anda.

Sekarang kita akan membicarakan apa yang sesungguhnya terjadi pada waktu Anda berpuasa. Pembahasan mengenai hal ini akan sedikit lebih panjang dan di dalamnya saya ingin menyarankan beberapa hal kepada Anda. Saya menyarankan agar selama berpuasa Anda menyediakan waktu khusus untuk melakukan pembacaan Alkitab dan berdoa. Saya menyebut pembacaan Alkitab terlebih dahulu, sebab menurut saya, sebelum masuk ke dalam doa sebaiknya kita selalu membaca Alkitab terlebih dahulu. Pada waktu membaca Alkitab itu, Firman Tuhan akan membasuh dan mengurapi batin Anda, sementara pikiran Anda akan diluruskan dan diselaraskan dengan pikiran Tuhan. Pada umumnya doa-doa seseorang akan semakin efektif setelah membaca Alkitab terlebih dahulu. Apabila Anda berpuasa dengan hanya melewatkan waktu makan sekali atau dua kali saja, kemungkinan besar Anda begitu sibuk sehingga tidak punya cukup waktu untuk melakukan pembacaan Alkitab dan berdoa. Namun demikian, apa salahnya waktu yang biasanya Anda pakai untuk makan itu dipergunakan untuk acara pembacaan Alkitab dan berdoa saja. Berikanlah waktu itu kepada Tuhan. Manfaatkan waktu itu untuk pembacaan Alkitab dan berdoa, kalau memang tidak ada waktu lain lagi untuk hal itu.

Selanjutnya, hendaknya Anda siap siaga menghadapi berbagai serangan rohani. Sebenarnya, dalam berpuasa inti pengorbanannya bukanlah pantangan makan itu sendiri. Yang menjadi masalah ialah bahwa sewaktu Anda mulai mencari Tuhan, dan berdoa serta berpuasa untuk hal-hal yang penting, Iblis akan semakin gencar menyerang diri Anda. Anda akan mulai mengalami suatu tekanan batin yang agak lain dari yang lain: suasana bimbang, rasa takut atau mungkin juga rasa kesepian. Anda seakan-akan merasa berada di suatu tempat yang gelap. Mungkin juga Anda tidak merasakan sukacita dan damai sejahtera yang biasanya selalu mengiringi Anda sebagai seorang Kristen. Janganlah Anda menjadi cemas dan khawatir pada waktu mendapat perasaan-perasaan yang negatif itu. Seharusnya Anda justru bersyukur dalam mengalaminya, karena melalui serangan itu Iblis secara tidak langsung mulai "memperhitungkan" Anda. Iblis mulai was-was terhadap Anda, sehingga ia berusaha mati-matian untuk menghalang-halangi dan menggagalkan rencana puasa Anda. Oleh sebab itu, janganlah sekali-kali Anda berkecil hati bila mendapat perasaan-perasaan negatif tersebut. Janganlah Anda jadi lemah karenanya. Ingatlah selalu akan inti kebenaran yang diungkapkan dalam Firman Tuhan: Tuhan berada di pihak Anda, Tuhan mengasihi Anda, dan Tuhan memberi upah kepada orang yang dengan sungguh-sungguh mencari Dia. Apakah Anda merasakannya atau tidak, tidak menjadi soal. Tetapi yakinlah akan inti kebenaran tersebut. Janganlah Anda berubah sikap karena perasaan-perasaan negatif yang timbul dalam diri Anda selama berpuasa itu.

Satu hal lain yang perlu saya peringatkan kepada Anda: janganlah suka memamerkan "kehebatan" rohani Anda. Mari kita melihat **Matius 6:16**: *"Dan apabila kamu berpuasa, janganlah muram mukamu seperti orang munafik. Mereka mengubah air mukanya, supaya orang melihat bahwa mereka sedang berpuasa. Aku berkata kepadamu: Sesungguhnya mereka sudah mendapat upahnya."* Jangan sok aksi. Orang lain tidak perlu mengetahui bahwa Anda sedang berpuasa. Boleh saja beberapa orang yang paling dekat dengan Anda mengetahuinya, tetapi janganlah gembar-gembor di hadapan orang lain bahwa Anda sedang berpuasa. Lakukanlah hal itu secara diam-diam saja dan jangan sekali-kali menarik perhatian orang lain.

Pada dasarnya, Anda dapat berpuasa tanpa harus meninggalkan kegiatan atau tugas Anda sehari-hari. Ketika keluarga kami tinggal di kota London dahulu, pernah istri saya berpuasa selama lebih dari 4 minggu berturut-turut, dan selama waktu itu ia tetap seperti biasa menyiapkan makanan bagi kami sekeluarga, bahkan ia duduk menemani kami di meja makan, meskipun ia sendiri tidak makan. Dia tetap menjalankan semua pekerjaannya yang sehari-hari sebagai seorang ibu rumah tangga. Kira-kira pada waktu yang sama, saya juga berpuasa selama 3 minggu lebih, tanpa sedikit pun menghentikan kegiatan rutin saya. Pada masa itu saya cukup sibuk, karena dalam seminggu kami harus menyelenggarakan beberapa kali kebaktian, yaitu 5 kali kebaktian yang diadakan di dalam gedung dan 3 kali kebaktian di tempat umum yang terbuka. Meskipun saya sedang berpuasa, saya tetap mengadakan kebaktian-kebaktian itu dan berkhotbah terus dalam semua kebaktian tersebut. Tentu saja ada beberapa perkecualian, tetapi pada umumnya puasa tak akan menjadi penghalang untuk melakukan kegiatan rutin sehari-hari. Justru sebaliknya, setelah lebih berpengalaman dalam hal berpuasa, seringkali kita justru dapat mengerjakan semua tugas itu dengan lebih baik selama berpuasa.

Singkat kata, janganlah menarik perhatian orang apabila Anda sedang berpuasa. Sedapat mungkin, usahakan untuk tetap melakukan semua tugas dan kegiatan Anda seperti biasa.

BILA TERJADI REAKSI
NEGATIF PADA TUBUH

Kini tibalah kita pada hal yang sering ditanyakan orang, yaitu mengenai reaksi-reaksi yang dapat terjadi dalam tubuh seseorang sewaktu berpuasa. Memang, banyak juga orang yang mengalami reaksi dan gangguan fisik setelah berpuasa, dan hal itu sebenarnya tidak begitu mengherankan mengingat kebiasaan dan gaya hidup masyarakat moderen dewasa ini (terutama di barat, redaksi). Yang paling sering terjadi ialah gangguan sakit kepala, yang kadang-kadang cukup berat, atau pun sedikit rasa pening dan mual. Saya bukan seorang pakar di bidang kesehatan, namun sudah ada beberapa pakar yang mengadakan penelitian secara medis mengenai reaksi-reaksi fisik tersebut. Menurut para pakar tersebut, reaksi-reaksi fisik itu pada umumnya disebabkan karena pada waktu berpuasa darah, yang biasanya berfungsi untuk mencerna makanan, bekerja keras untuk membersihkan organ-organ atau bagian tubuh yang lain. Misalnya, seandainya Anda seorang yang sudah terbiasa minum kopi, maka Anda mungkin akan merasa pusing kepala sewaktu berpuasa. Itulah akibatnya jika Anda terlalu banyak minum kopi. Saya tidak bermaksud melarang Anda minum kopi. Saya hanya mengatakan bahwa seandainya Anda seorang peminum kopi, mungkin saja Anda akan mengalami reaksi tertentu pada saat Anda berpuasa.

Banyak orang tidak menyadari bahwa pencernaan makanan merupakan suatu proses yang cukup berat bagi tubuh manusia. Sehabis makan banyak, selama satu atau dua jam sesudahnya sebagian besar energi yang terdapat dalam tubuh Anda harus dipakai untuk mencernakan makanan di perut Anda, padahal sebenarnya energi itu dapat dipakai untuk melakukan kegiatan lain yang lebih produktif. Dengan demikian, darah dalam tubuh Anda tidak begitu dapat dimanfaatkan untuk organ tubuh lainnya. Contohnya, mungkin Anda pernah mengalami kram lengan atau kaki pada saat berenang sehabis makan banyak. Mengapa hal itu terjadi? Karena pada saat itu sebagian besar darah dalam tubuh Anda sedang terlibat dalam proses pencernaan yang terjadi di perut Anda. Setelah makanan tersebut seluruhnya dicerna, barulah Anda dapat berenang dengan enak lagi, tanpa akan mengalami kram. Dengan kata lain, pada saat itu darah Anda sudah bebas bekerja untuk melakukan hal yang lain. Jadi, dengan berpuasa selama satu hari saja, sesungguhnya Anda memberi kesempatan kepada darah Anda untuk membersihkan seluruh organ tubuh Anda. Ini sesungguhnya amat dibutuhkan oleh tubuh Anda, namun sayang sekali hal itu jarang terjadi karena darah Anda terus-menerus "disibukkan" mencerna makanan selama ini.

Memang demikian kenyataannya, kekuatan fisik orang yang makan terlalu banyak biasanya menurun dengan cepat. Jika Anda memasukkan makanan lebih dari yang dibutuhkan oleh tubuh Anda, itu berarti bahwa tubuh Anda mendapat pekerjaan tambahan untuk mencerna kelebihan makanan, yang sebenarnya tidak dibutuhkan, dan pekerjaan itu pun sebenarnya tidak perlu. Dengan demikian, tubuh Anda sedikit terganggu dalam melakukan hal-hal lain yang seharusnya dikerjakan. Saya sendiri juga pernah mengalami hal itu. Saya mendapati bahwa saya kurang dapat berkhotbah dengan baik sehabis makan besar. Maka sehabis makan besar, biasanya saya harus menunggu paling sedikit 1 atau 2 jam sebelum mulai berkhotbah. Sebab sebelum waktu itu, darah agak kurang mengalir ke otak saya. Darah itu sedang "mengurusi" makanan yang terkumpul di perut saya. Akibatnya, otak saya bekerja lebih lamban, sehingga kurang begitu berfungsi sewaktu saya berkhotbah.

Jadi, tidak heran bahwa banyak orang mengalami reaksi fisik tertentu sewaktu mereka berpuasa, karena hal itu ada kaitannya dengan kebiasaan dan gaya kehidupan moderen masyarakat dewasa ini. Syukurlah, jika Anda cukup beriman dalam menghadapi keadaan tersebut. Maka Anda dapat berkata: "Terima kasih untuk sakit kepala ini, Tuhan. Saya tahu bahwa darah saya sedang bekerja di kepala saya, melakukan sesuatu yang seharusnya dikerjakan sejak dulu." Karena itu, janganlah Anda langsung berhenti dengan berpuasa. Dengan menghentikan puasa Anda, berarti Anda membiarkan Iblis menang. Daniel pernah berkata: *"Lalu aku mengarahkan mukaku kepada Tuhan Allah untuk berdoa dan bermohon sambil berpuasa."* Pada saat berpuasa, Anda pun harus *"mengarahkan muka "* Anda. Anda harus membuat keputusan yang tegas untuk tetap melanjutkan puasa Anda dan tidak memberi kesempatan sedikit pun kepada tubuh Anda untuk makan, mengingat bahwa Iblis akan tak henti-hentinya berusaha menggagalkan puasa Anda itu. Jika Anda mengambil keputusan yang tegas untuk tidak makan dan mengusir jauh-jauh segala pikiran tentang makan, pada akhirnya puasa itu akan terasa semakin mudah dan nyaman.

Kemungkinan besar Anda akan merasa sangat lapar pada jam-jam makan. Sebenarnya hal itu bukan karena tubuh Anda benar-benar membutuhkan makanan pada saat itu. Tetapi rasa lapar itu timbul karena sudah merupakan kebiasaan. Setelah kurang lebih satu jam rasa lapar itu akan hilang sendiri, tanpa Anda makan sedikit pun. Rasa lapar itu hanyalah suatu kebiasaan. Perut Anda itu adalah bagaikan sebuah jam weker yang telah disetel untuk merasa lapar pada jam-jam makan. Untuk menghilangkan rasa lapar itu, cukuplah Anda minum beberapa gelas air putih. Dengan minum air itu, perut Anda dapat dikecohkan. Perut Anda mengira sudah menerima kiriman makanan, sehingga dengan sendirinya ia berhenti minta makan.

Seandainya reaksi fisik Anda menjadi semakin berat, sebaiknya Anda menghentikan untuk sementara waktu pekerjaan yang mungkin sedang Anda lakukan, lalu berbaring dan beristirahatlah sebentar. Hal ini akan baik bagi Anda. Namun seandainya pada saat itu Anda berada di tempat kerja dan tidak mungkin bagi Anda untuk beristirahat demikian, maka Anda perlu mencari suatu jalan lain untuk mengatasi reaksi jasmani itu. Atau, Anda terpaksa meneruskan puasa Anda pada hari yang lain saja. Jika reaksi fisik yang Anda alami terlalu berat dan tidak tertahankan lagi, saya anjurkan Anda untuk langsung berbuka puasa saja. Usahakan supaya kondisi tubuh Anda kembali normal dahulu, sesudah itu barulah mulai berpuasa lagi. Pada saat Anda berpuasa kembali sesudah itu, Anda sendiri mungkin akan heran melihat bahwa tubuh Anda tidak akan bereaksi demikian lagi.

Karena puasa, seringkali berbagai masalah yang kita hadapi, baik masalah rohani maupun masalah jasmani, mulai timbul ke permukaan. Oleh karena itu, janganlah Anda menyalahkan puasa itu apabila timbul masalah. Justru Anda dapat mengucap syukur kepada Allah, karena melalui puasa itu Anda mulai melihat dan menyadari adanya masalah tersebut. Tetapi kalau sesudah berpuasa Anda benar-benar mengalami masalah yang terlalu berat, baik secara emosional, rohani atau pun fisik, maka saya sarankan untuk segera meminta nasihat seorang yang ahli di bidangnya, entah itu pendeta atau dokter.

MENARIK MANFAAT SEBESAR-BESARNYA DARI BERPUASA

Jika Anda ingin mendapatkan manfaat yang sebesar-besarnya dari berpuasa, ada beberapa hal yang dapat Anda lakukan, yaitu:

1. Anda harus mengambil waktu secukupnya untuk beristirahat. Misalnya, Anda dapat berdoa sambil berbaring, tak ubahnya seperti kalau Anda berdoa sambil berlutut.
2. Lakukan sedikit senam ringan dan hiruplah udara segar. Saya sendiri suka berdoa sambil berjalan-jalan mencari angin, dan pada waktu itu saya sekaligus menggerakkan badan dan menghirup udara segar. Berdoa, mencari angin dan senam, ketiga-tiganya dapat dilakukan secara bersamaan.
3. Dengan cara tersebut kita dapat memperoleh manfaat yang lebih besar lagi dari puasa itu, baik secara rohani maupun jasmani. Menurut pengalaman banyak orang yang telah biasa berpuasa, reaksi tubuh yang kurang enak itu biasanya mencapai puncaknya pada hari yang kedua, ketiga atau keempat. Setelah Anda berhasil melewati hari-hari itu, selanjutnya puasa itu akan terasa menyenangkan dan enak. Setelah mencapai tahap tersebut, kekuatan fisik Anda pun sering terasa meningkat luar biasa. Saya sendiri tidak mengalami

hal yang luar biasa secara fisik, tetapi saya mengalami hal yang cukup menakjubkan dalam pikiran saya: Setelah saya berhasil mencapai tahapan puasa yang dimaksud, saya hanya membutuhkan waktu 1 jam untuk menyelesaikan suatu pekerjaan yang biasanya memerlukan waktu 2 atau 3 jam! Itu adalah karena pikiran saya menjadi begitu jernih, meskipun tubuh saya kadang-kadang masih melakukan protes dan sedikit menurun kondisinya.

4. Selama berpuasa, sebaiknya Anda banyak minum, karena minuman itu dapat menguras bersih ginjal dan organ tubuh Anda lainnya secara menyeluruh. Minuman apa yang baik? Saya sendiri berpendapat bahwa yang terbaik adalah air putih yang sudah dimasak, atau air putih dalam kemasan yang kini banyak dijual di mana-mana. Sewaktu berpuasa, biasanya lidah kita menjadi lebih peka sehingga merasa kurang enak, terutama apabila air itu mengandung kaporit. Untuk itu, kita dapat menambahkan sedikit madu ke dalam air minum itu. Minumlah air yang hangat dan tambahkan beberapa tetes air jeruk nipis/lemon. Madu dicampur dengan air jeruk baik sekali khasiatnya untuk me"murni"kan air. Kalau tidak ingin minum air putih saja, maka Anda juga dapat minum yang lain, misalnya kuah sup, air kaldu atau sari buah. Tetapi saya rasa selama puasa sebaiknya Anda jangan minum teh atau kopi, karena kedua minuman itu akan menimbulkan rangsangan yang terlalu kuat bagi tubuh Anda. Puasa itu akan menghasilkan faedah yang lebih besar jika Anda tidak minum teh atau kopi.

BERBAGAI JENIS PUASA

Adakalanya Tuhan menyuruh kita untuk berpuasa dengan sama sekali tidak makan dan minum. Namun perlu diingat bahwa sebenarnya berbahaya juga bagi kesehatan jasmani manusia untuk tidak minum dalam jangka waktu yang terlalu lama. Dalam Alkitab hanya terdapat dua kasus dari orang yang berpuasa dengan sama sekali berpantang dari makanan maupun minuman selama 40 hari berturut-turut, yaitu Nabi Musa dan Nabi Elia. Pada waktu itu kedua hamba Tuhan tersebut telah mencapai suatu tingkatan suprana-tural yang luar biasa dan mereka sedang berada di hadirat Allah sendiri. Saya rasa puasa yang seperti itu bukanlah pola yang lazim untuk ditiru. Saya kira, puasa semacam ini (tanpa minum air sama sekali) paling lama dapat dilakukan seperti yang dikisahkan dalam **Ester 4:16**. Ester berpesan kepada Mordekhai, pamannya: *"Pergilah, kumpulkanlah semua orang Yahudi yang terdapat di Susan dan berpuasalah untuk aku; janganlah makan dan janganlah minum tiga hari lamanya, baik waktu malam, baik waktu siang."* Tiga hari tiga malam berarti 72 jam. Oleh karena itu, sebaiknya Anda jangan berpantang minum sampai lebih dari 72 jam. Jika Anda memaksakan diri untuk tidak makan dan minum sampai lebih dari 72 jam, saya rasa pada akhirnya Anda akan menjadi terlalu lemah. Kalaupun tidak lemah secara rohani, paling tidak lemah badannya. Saya sendiri pernah hingga dua kali tidak makan dan minum sampai 72 jam.

Dan Tuhan memberkati puasa saya pada waktu itu. Tetapi saya menyarankan supaya jangan ada seorang pun yang melakukannya sampai lebih dari 72 jam, sebab hal itu akan sangat membahayakan kesehatan jasmani. Saya rasa para dokter pun akan menyetujui pendapat saya ini.

Masalah fisik lainnya sewaktu Anda berpuasa adalah kemungkinan bahwa Anda akan mengalami kesulitan buang air besar. Namun jika sebelum berpuasa Anda sudah memilih menu makanan yang menghindarkan sembelit, maka Anda tidak perlu khawatir mengenai hal ini. Setelah Anda mulai makan lagi, dengan sendirinya Anda akan dapat membuang hajat secara normal kembali. Jika Anda mulai makan lagi dengan pola makan yang benar, justru Anda akan mendapati bahwa proses pencernaan Anda menjadi lebih lancar dan lebih baik dibandingkan dengan ketika Anda belum berpuasa. Jadi, Anda tidak perlu merasa cemas jika mengalami kesulitan buang air besar sewaktu berpuasa. Dan jika Anda berpuasa untuk jangka waktu yang agak lama, sedangkan sebelumnya Anda sudah sempat buang air besar, maka tidaklah mengherankan apabila Anda tidak dapat buang air besar selama berpuasa itu. Sebab memang tidak ada makanan yang masuk untuk dicerna.

Ada sebuah peristiwa dalam Alkitab yang sering saya sebutkan sebagai "puasa sebagian". Dengan kata lain, Anda boleh tetap makan dan minum, namun jumlah dan jenisnya terbatas sekali. **Daniel 10:2-3**: *"Pada waktu itu aku, Daniel, berkabung tiga minggu penuh: makanan yang sedap tidak kumakan, daging dan anggur tidak masuk ke dalam mulutku dan aku tidak berurap sampai berlalu tiga minggu penuh."* Puasa tersebut bukanlah puasa yang sepenuhnya, melainkan puasa yang saya katakan sebagai "puasa sebagian" tadi. Daniel tidak makan daging dan tidak makan es krim atau buah-buahan, yang biasanya disajikan sebagai hidangan "pencuci mulut " (*dessert*). Ia hanya makan makanan pokok yang sederhana saja. Puasa Daniel itu merupakan semacam pernyataan duka cita. Puasa dan duka cita memang sangat erat hubungannya, dan Tuhan menjanjikan berkat atas orang yang berduka cita secara rohani: "Berbahagialah orang yang berdukacita (di Sion), karena mereka akan dihibur." (**Matius 5:4**)

Ada kemungkinan bahwa pada suatu waktu Anda akan digerakkan Tuhan untuk melakukan "puasa sebagian" seperti Daniel itu. Beberapa waktu yang lalu saya berjumpa dengan seorang pastor Katolik yang bertugas sebagai misionaris di Jepang. Ia baru tiba di Amerika Serikat untuk berdoa dan berpuasa selama 40 hari di sana bersama sejumlah pastor lainnya yang datang dari segala penjuru dunia. Saya sungguh kagum mendengar rencana para pastor itu. Beberapa orang telah tiba lebih dahulu di tempat mereka akan berpuasa sampai 40 hari lamanya itu, dan sejumlah pastor lain seperti yang datang dari Jepang itu baru berada di sana selama seminggu. Mereka sengaja menghentikan seluruh kegiatan rutin dan menggunakan waktu untuk berdoa dan mencari Tuhan, serta memohon berkat kepada-Nya bagi seluruh pastor dalam Gereja Roma Katolik. Menurut misionaris yang melayani di Jepang itu, para pastor menerima berkat yang luar biasa ketika mereka berkumpul itu. Perlu kiranya dicatat, bahwa peristiwa itu terjadi pada abad kedua puluh ini, bukan di zaman baheula. Sementara kalangan Protestan sendiri tidak pernah melakukan hal seperti itu, umat Katolik telah melakukannya (tentu keadaan sudah berubah sekarang karena banyak juga kaum Protestan yang rajin berpuasa dewasa ini, *redaksi*).

Peristiwa yang saya sebutkan ini mengandung suatu hikmah yang lain pula sehubungan dengan puasa. Setiap kali ada sekelompok orang Kristen akan **berpuasa bersama-sama**, saya kira sebaiknya mereka berkumpul terlebih dahulu—paling tidak beberapa jam lamanya khusus untuk **berdoa bersama-sama** mencari hadirat Tuhan. Ada hal-hal yang hanya dapat dicapai melalui doa yang dipanjatkan bersama-sama, yang tidak mungkin dikabulkan apabila didoakan secara perseorangan.

MEMELIHARA HARI SABAT DAN BERPUASA

Ada satu hal lagi yang masih berhubungan dengan tema buku ini, meskipun tidak termasuk dalam hal berpuasa, yaitu kewajiban orang Kristen untuk setia dalam memberikan waktunya kepada Tuhan. Di dalam **Yesaya pasal 58** kita melihat berkat-berkat yang dijanjikan kepada orang yang berpuasa sesuai dengan kehendak Tuhan. Dua belas ayat yang pertama dari pasal tersebut berkaitan dengan hal berpuasa. Tetapi dua ayatnya yang terakhir adalah mengenai hal memelihara hari Sabat, dan saya percaya bahwa kedua hal tersebut sesungguhnya sangat erat hubungannya. Mari kita membaca dua ayat terakhir dari **Yesaya 58** itu:

"Apabila engkau tidak menginjak-injak hukum Sabat dan tidak melakukan urusanmu pada hari kudus-Ku; apabila engkau menyebutkan hari Sabat 'hari kenikmatan', dan hari kudus TUHAN 'hari yang mulia', apabila engkau menghormatinya dengan tidak menjalankan segala acaramu dan dengan tidak mengurus urusanmu atau berkata omong kosong, maka engkau akan bersenang-senang karena TUHAN, dan Aku akan membuat engkau melintasi puncak bukit-bukit di bumi dengan kendaraan kemenangan; Aku akan memberi makan engkau

dari milik pusaka Yakub, bapa leluhurmu, sebab mulut TUHANlah yang mengatakannya."

Saya percaya bahwa kedua ayat yang terakhir itu tidak secara kebetulan tercantum di belakang dua belas ayat yang terdahulu yang membahas tentang puasa itu. Memang, menurut saya orang Kristen tidak diwajibkan untuk memelihara hari Sabat seperti kebiasaan kaum Yahudi, demikian juga saya meyakini bahwa hari Sabat jatuhnya bukan pada hari Minggu, melainkan pada hari Sabtu, dan bahwa orang Yahudi wajib memelihara hari yang suci itu. Tetapi umat Kristen tidak berada di bawah Hukum Taurat, maka mereka tidak berkewajiban untuk memelihara hari Sabat. Itulah keyakinan pribadi saya.

Penulis **Surat Ibrani** berkata: *"Jadi masih tersedia suatu hari perhentian, hari ketujuh, bagi umat Allah."* Pada hakikatnya hari Sabat adalah hari untuk beristirahat dan berhenti mengerjakan segala kegiatan yang biasa, dan saya percaya bahwa istirahat yang disatukan dengan berpuasa sangat besar manfaatnya. Kebanyakan orang Amerika begitu padat acara kegiatannya. Mereka selalu giat bekerja, sibuk mengurusi rumah tangga, bahkan banyak juga yang bekerja *"part time"* (paruh waktu), atau paling tidak, rajin menekuni suatu hobi tertentu. Padahal sebenarnya ada berkat rohani yang luar biasa yang bisa diperoleh dengan beristirahat sama sekali dan mencari hadirat Tuhan, pada waktu kita tidak disibukkan oleh kegiatan apa pun.

Saya rasa hal berikut ini adalah suatu prinsip yang terdapat dalam Alkitab. Ketika Allah membawa bani Israel ke Negeri Perjanjian, Ia berkata: "Pada setiap tahun yang ketujuh harus ada sabat bagi tanahmu" Selama satu tahun itu harus ada perhentian penuh. Ladangmu janganlah kau taburi dan jangan mengerjakan apa pun di tanahmu, biarkan tanah itu tandus." Namun setelah tinggal di negeri tersebut, ternyata bani Israel kurang mengindahkan perintah itu. Maka Tuhan memberi peringatan kepada mereka: "Kamu tidak setia menjalankan peraturan sabat selama kamu berada di negeri itu, oleh karena itu Aku akan membawa kamu keluar dari negeri itu sehingga tanah tersebut akan menjalani sabatnya selama kamu tidak mendiaminya." Mari kita membaca peringatan mengenai penghukuman tersebut di **Imamat 26:33-35**:

> *"Tetapi kamu akan Kuserakkan di antara bangsa-bangsa lain dan Aku akan menghunus pedang di belakang kamu, dan tanahmu akan menjadi tempat tandus dan kota-kotamu akan menjadi reruntuhan. Pada waktu itulah tanah itu pulih dari dilalaikannya tahun-tahun sabatnya selama tanah itu tandus dan selama kamu tinggal di negeri musuh-musuhmu; pada waktu itulah tanah itu akan menjalani sabatnya dan dipulihkan tahun-tahun sabat yang belum didapatnya. Selama ketandusannya tanah itu akan menjalani sabat yang belum dijalaninya pada tiap-tiap tahun sabatmu, ketika kamu masih diam di situ."*

Dengan kata lain, umat Israel menolak untuk memelihara Sabat bagi tanah mereka, sehingga Allah berkata: "Baiklah, Aku akan mengusir engkau keluar dari tanah itu dan tanah itu akan menjalani tahun-tahun sabatnya selama kamu tidak berada di situ, karena kamu telah melalaikan sabat selama kamu tinggal di situ."

Saya melihat bahwa Allah menaruh sikap yang sama terhadap orang-orang Kristen. Umat Kristen pun sering begitu sibuk mencari nafkah dan juga melayani Tuhan. Maka Tuhan berkata: "Berhentilah, bersantailah sedikit dan beristirahatlah, jauhkanlah dirimu dari kesibukan dunia dan dari segala urusanmu itu, karena ada banyak hal yang ingin Kusampaikan kepadamu," tetapi kita tidak mendengar himbauannya itu karena terlalu sibuk. Ada juga beberapa rekan saya hamba Tuhan yang mengalami hal itu. Tuhan terus-menerus memanggil mereka untuk beristirahat, tetapi mereka terlalu sibuk sehingga tidak ada waktu untuk mendengarkan suara Tuhan. Akhirnya Tuhan berkata: "Baiklah, Aku kirimkan kamu ke rumah sakit untuk berbaring di situ selama 12 bulan. Dengan demikian barulah kamu akan beristirahat." Saya pribadi berpendapat bahwa lebih baik kita beristirahat secara sukarela daripada "dipaksa" Tuhan untuk beristirahat. Karena itu saya memutuskan untuk sering beristirahat. Saya kira sungguh sangat perlu untuk menyediakan cukup waktu untuk bersantai, beristirahat dan menunggu suara Tuhan sambil berpuasa. Maka kedua-duanya, jiwa maupun pencernaan kita dapat beristirahat. Dengan begitu tubuh jasmani maupun rohani kita beristirahat total.

Saya ingin membuktikan kepada Anda bahwa Allah pernah memerintahkan umat-Nya untuk mengkombinasikan puasa dengan istirahat, yaitu pada Hari Raya Pendamaian. **Kitab Imamat 16:29-31** mencatat peraturan tentang Hari Raya Pendamaian itu sebagai berikut:

> *"Inilah yang harus menjadi ketetapan untuk selama-lamanya bagi kamu, yakni pada bulan yang ketujuh, pada tanggal sepuluh bulan itu kamu*

harus merendahkan diri dengan berpuasa dan janganlah kamu melakukan sesuatu pekerjaan, baik orang Israel asli maupun orang asing yang tinggal di tengah-tengahmu. Karena pada hari itu harus diadakan pendamaian bagimu untuk mentahirkan kamu. Kamu akan ditahirkan dari segala dosamu di hadapan TUHAN. Hari itu harus menjadi Sabat, hari perhentian penuh, bagimu dan kamu harus merendahkan diri dengan berpuasa. Itulah suatu ketetapan untuk selama-lamanya."

Baik para imam maupun umat Israel sudah mempunyai kewajiban mereka masing-masing, yang harus dilaksanakan. Para imam bertugas untuk membawa darah kurban penghapus dosa masuk ke tempat Yang Maha Kudus dan melakukan upacara pentahiran atas dosa-dosa umat. Sedangkan umat dibebani dengan dua kewajiban, yaitu berpuasa dan berhenti melakukan segala kegiatan.

Saya merasa Allah sedang mengatakan kepada umat-Nya dewasa ini bahwa kembali lagi mereka harus menggabungkan acara berpuasa dengan acara beristirahat. Jika hal itu mungkin, pada saat berpuasa kita juga perlu berhenti melakukan segala kegiatan kita—mungkin tidak perlu sampai sehari penuh, cukup setengah hari saja — dan benar-benar menyisihkan waktu tersebut untuk Tuhan. Ijinkan pikiran Anda yang selalu sibuk itu untuk beristirahat sejenak. Bahkan pada saat berdoa, pikiran Anda seringkali masih juga disibukkan dengan hal-hal yang lain, sehingga Allah sendiri pun tidak mendapat kesempatan untuk menyampaikan pesan-pesan dan petunjuk-Nya kepada Anda. Padahal berdoa bukan hanya berarti *berbicara* kepada Tuhan, tetapi juga *mendengar* suara-Nya. Kadang-kadang dibutuhkan waktu yang berjam-jam lamanya untuk dapat sampai pada tahap yang memungkinkan kita mendengar suara Tuhan. Oleh karena itu, saya percaya bahwa istirahat perlu sekali untuk dipadukan dengan berpuasa.

Ada satu ayat lagi dalam Alkitab yang menyebutkan puasa sehubungan dengan hari Sabat. Dalam kitab **Yoel 1:14** umat Allah sedang menghadapi suatu krisis yang sangat besar. Mereka tak kuasa lagi mengatasi masalah, maka Tuhan memberikan suatu jalan keluar melalui' nabi-Nya, yaitu Yoel: *"Adakanlah puasa yang kudus, maklumkanlah perkumpulan raya* [**pertemuan yang kudus**, *menurut terjemahan* **FAYH**]; *kumpulkanlah para tua-tua dan seluruh penduduk negeri ke rumah TUHAN, Allahmu."* Pertemuan yang kudus maksudnya adalah bahwa pada hari itu tak ada seorang pun yang boleh bekerja dan semua orang harus mengkhususkan waktunya untuk mencari hadirat Tuhan.

Bertahun-tahun yang lalu, ketika kami masih tinggal di Yerusalem, biasanya diberlakukan jam malam pada waktu terjadi huru-hara. Pada waktu itu saya ingat perkataan yang dipakai dalam bahasa Ibrani untuk menyebut "jam malam" itu sama dengan perkataan yang diterjemahkan menjadi **"pertemuan yang kudus"** itu tadi. Jam malam merupakan suatu larangan keluar rumah bagi siapa pun juga. Semua orang diharuskan tinggal di rumah. Dengan kata lain, seluruh penduduk dibatasi ruang gerakya. Seperti itu juga, Tuhan berkata kepada umat-Nya sekarang: kuduskanlah puasa, maklumkanlah suatu pertemuan yang kudus, hentikan seluruh kegiatan pribadimu dan sediakanlah waktu bagi Tuhan. Dalam kitab **Yoel 2:15-16** Tuhan berfirman:

> *"Tiuplah sangkakala di Sion, adakanlah puasa yang kudus, maklumkanlah perkumpulan raya [**pertemuan yang kudus**]; kumpulkanlah bangsa ini, kuduskanlah jemaah, himpunkanlah orang-orang yang tua, kumpulkanlah anak-anak."*

Setiap orang harus menghentikan kegiatannya dan menyediakan waktu untuk mencari wajah Tuhan.

BAGAIMANA CARA BERBUKA PUASA

Hal terakhir yang akan kita bahas adalah cara yang baik untuk berbuka puasa. Ini amat penting, karena dengan berbuka puasa secara sembarangan kemungkinan akan lenyaplah sebagian besar manfaat dari puasa yang seharusnya diperoleh. Banyak orang tidak mengetahui bahwa sebenarnya perkataan *"breakfast"* (sarapan atau makan pagi, dalam bahasa Inggris) berarti "berbuka puasa" (*to break a fast*). Tetapi aneh juga, sampai jauh malam banyak orang masih belum juga berhenti menjejali perutnya dengan makanan. Bagaimana pula dapat dikatakan bahwa *"breakfast"* atau makan pagi mereka itu benar-benar berarti "berbuka puasa"?

Pada saat Anda akan berbuka puasa, sebaiknya Anda jangan segera makan banyak-banyak, meskipun puasa Anda hanya berlangsung selama beberapa jam saja. Sebaiknya pula, hidangan pembuka puasa itu bukan berupa makanan yang berminyak dan berlemak, atau pun makanan yang tergolong "berat". Lebih baik mulai dengan sayur-sayuran mentah atau buah-buahan saja. Pengalaman saya membuktikan bahwa bila saya berbuka puasa dengan makan sayur-sayuran yang segar, terutama selada dan daun-daun sejenisnya, dampak puasa atas tubuh saya itu sungguh luar biasa. Sayur-sayuran tersebut berfungsi seperti sikat yang menyapu dan menguras bersih seluruh dinding usus saya.

Hal lain yang perlu diingat adalah bahwa semakin lama jangka waktu puasa Anda, semakin lambat pula Anda harus berbuka puasa. Ada sementara orang yang mengatakan bahwa lamanya waktu berbuka puasa harus sebanding dengan lamanya puasa yang dijalankan. Saya rasa hal itu tidak seratus persen benar, namun apabila saya berpuasa dalam jangka waktu yang cukup lama (lebih dari 3 minggu) saya merasa alat-alat pencernaan saya benar-benar telah menjadi baru kembali seperti pada waktu saya masih bayi. Maka saya harus sangat berhati-hati dalam memilih makanan, sama hati-hatinya seperti pada waktu saya memberi makan seorang bayi. Paling sedikit dua minggu sesudah puasa itu, barulah saya dapat makan secara normal kembali.

Saat berbuka puasa merupakan waktu yang penting sekali bagi Anda untuk mengendalikan diri. Pada hari puasa yang kedua, ketiga dan seterusnya, Anda tak akan merasa lapar sama sekali, tetapi begitu Anda mulai makan lagi, rasa lapar itu akan muncul kembali. Di situlah Anda perlu menahan diri. Mungkin di pikiran Anda mulai terbayang berjenis-jenis makanan kesukaan Anda, tetapi Anda tidak boleh begitu saja makan semua makanan tersebut. Apabila Anda berbuka puasa secara tergesa-gesa dan sembarangan, Anda dapat kehilangan banyak manfaat yang seharusnya diperoleh dari puasa itu.

Satu hal lagi. Akibat berpuasa - meskipun hanya untuk beberapa jam lamanya - perut Anda akan mulai mengempis. Maka sebaiknya Anda menjaga agar perut Anda jangan mengembang kembali seperti sediakala. Banyak orang dewasa ini kurang sehat karena perutnya terlalu gendut. Setelah berpuasa, biasanya Anda akan lebih cepat kenyang dari pada sebelum Anda berpuasa. Karena terbawa oleh kebiasaan, mungkin Anda akan mulai makan lagi dengan porsi yang sama besar seperti sebelum Anda berpuasa. Namun kalau Anda benar-benar bijaksana dan dapat menahan diri, Anda akan berkata: "Saya sudah kenyang. Saya tak akan makan sebanyak dulu lagi." Dengan demikian berpuasa sekaligus telah mengubah kebiasaan makan Anda yang lama, dan justru hal inilah yang paling diperlukan oleh banyak orang pada zaman "kemakmuran" ini. Namun perlu diketahui oleh mereka yang ingin melangsingkan tubuhnya, bahwa sekedar berpuasa tidak akan membuat tubuh lebih ramping atau berkurang beratnya. Berat badan Anda memang dapat berkurang sedikit akibat berpuasa, tetapi lihat saja, dalam waktu singkat ia akan kembali lagi seperti semula, kecuali jika Anda juga mengubah kebiasaan makan Anda.

KESIMPULAN

Dalam Bab II ini kita telah membahas berbagai segi yang praktis dari kebiasaan berpuasa. Berdasarkan pembahasan tersebut dapat ditarik kesimpulan bahwa berpuasa jelas merupakan kehendak Allah yang telah dinyatakan-Nya dalam Alkitab, dan bahwa Allah berjanji memberi upah kepada orang-orang yang sungguh-sungguh mencari-Nya dengan jalan berpuasa sesuai dengan norma Alkitab. Kita juga telah membicarakan beberapa tujuan yang hendak dicapai dengan berpuasa, yang disebutkan di dalam Alkitab, yaitu:

1. untuk merendahkan diri.
2. untuk mendekatkan diri kepada Tuhan.
3. untuk membantu kita lebih mengerti Firman Tuhan.
4. untuk mengetahui kehendak Allah dan menerima petunjuk-Nya untuk kehidupan kita.
5. untuk menerima kesembuhan atau kelepasan dari kuasa-kuasa jahat.
6. untuk mengundang campur tangan Allah di dalam kesulitan tertentu atau dalam menghadapi masalah yang tak dapat diatasi dengan menempuh cara-cara yang biasa.
7. untuk mendoakan orang lain (bersyafaat).

Kita telah belajar bahwa tujuan yang ingin dicapai dengan berpuasa itu jauh lebih penting dari pada lamanya waktu berpuasa itu sendiri. Bagi orang-orang yang belum pernah berpuasa sama sekali, dianjurkan agar sebaiknya mereka mulai berpuasa selama jangka waktu yang lebih pendek lebih dahulu, kemudian mengembangkannya untuk jangka waktu yang lebih lama.

Selama berpuasa kita perlu menyediakan waktu secara khusus untuk membaca Alkitab dan berdoa, berjaga-jaga terhadap serangan rohani Iblis, dan menghindari sikap yang memamerkan diri.

Karena kebiasaan dan gaya hidup masyarakat modern dewasa ini banyak orang mungkin mengalami reaksi fisik yang kurang baik pada saat mereka berpuasa. Reaksi demikian umumnya merupakan tanda bahwa darah sedang bekerja keras untuk .membersihkan organ-organ tubuh, yang seharusnya sudah lama "diservis".

Kita juga melihat bahwa berpuasa memiliki nilai yang dapat disejajarkan dengan memelihara hari Sabat. Maka saya pun menganjurkan, alangkah baiknya jika acara beristirahat itu dapat dipadukan dengan waktu berpuasa untuk mencari hadirat Tuhan.

Akhirnya, kita telah membahas bagaimana caranya untuk berbuka puasa dengan baik, untuk memperoleh manfaat yang sebesar-besarnya bagi kesehatan jasmani kita.

Demikianlah dapat disimpulkan, bahwa sesungguhnya berpuasa merupakan suatu kewajiban dan sekaligus pula suatu kehormatan bagi setiap orang Kristen. Mari kita mengindahkan seruan Tuhan untuk berdoa dan berpuasa, baik secara perseorangan maupun bersama-sama, dan marilah kita percaya bahwa Tuhan akan memenuhi janji-Nya untuk memberi upah kepada orang yang sungguh-sungguh mencari Dia.

Riwayat Hidup Penulis

Derek Prince (1915-2003) lahir di India dalam sebuah keluarga Inggris (ayahnya seorang tentara yang sedang bertugas di sana). Lulus sebagai sarjana bahasa Yunani dan Latin di Eton College dan Cambridge University, Inggris. Ia sempat menjadi guru besar Filsafat Kuno dan Modern di King's College. Lalu ia mempelajari juga beberapa bahasa modern, termasuk bahasa Ibrani dan Aramaik di Cambridge University dan kemudian dilanjutkan di Hebrew University di Yerusalem.

Semasa Perang Dunia II, sementara menjalani masa wajib militer dalam pasukan tentara Inggris, Derek Prince mulai rajin membaca Alkitab. Secara ajaib dan langsung, ia berjumpa sendiri dengan Yesus Kristus dan pengalaman tersebut sungguh mengubah kehidupannya secara drastis. Sejak saat itu, ia menjadi yakin sekali mengenai dua hal: pertama, bahwa Tuhan Yesus Kristus itu benar-benar hidup; kedua, bahwa Alkitab merupakan buku yang bisa dipertanggungjawabkan kebenarannya, masih tetap relevan untuk masa kini dan tidak ketinggalan zaman. Karena keyakinannya tersebut, ia pun mengabdikan hidupnya bagi Tuhan dan mengkhususkan diri untuk mendalami Alkitab serta melayani sebagai pengajar Firman Tuhan.

Derek Prince diakui memiliki karunia yang sungguh istimewa untuk menjelaskan Alkitab dan mengajarkannya dengan cara yang sederhana namun sangat jelas. Hal inilah yang telah membantu jutaan orang untuk membangun dasar iman mereka yang benar-benar kokoh. Prinsipnya yang netral terhadap denominasi dan aliran mana pun membuat pengajarannya relevan dan dapat diterima oleh semua kalangan, sehingga sangat membantu orang-orang dari berbagai latar belakang bangsa dan agama.

Derek telah menulis lebih dari 50 buku, dan menyampaikan pengajaran lewat 600 seri audio dan 100 seri video, yang telah juga diterjemahkan dan dipublikasikan ke dalam lebih dari 100 bahasa. Siaran radionya disiarkan setiap hari dan diterjemahkan ke dalam bahasa Indonesia, bahasa Arab, Chinese (bahasa nasional Mandarin, serta bahasa daerah: Amoy, Kanton, Shanghai dan Swatow), dan juga dalam bahasa Jerman, Kroasia, Malagasy, Mongolia, Rusia, Spanyol dan Tonga. Program siaran radionya hingga kini masih membawa dampak atas kehidupan banyak orang di seluruh dunia.

Atas permintaan almarhum yang ingin terus melayani sebagai pengajar Firman Tuhan "sampai Yesus datang kembali," lembaga Derek Prince Ministries hingga kini masih tetap melayani umat yang percaya di lebih dari 140 negara dengan menyebarluaskan pengajaran-pengajaran Derek Prince. Hal ini dilakukan melalui lebih dari 30 kantor Derek Prince Ministries di seluruh dunia, antara lain di negara Afrika Selatan, Swiss, Australia, Belanda, Inggris, Jerman, Kanada, Norwegia, Perancis, Rusia, RRC, Selandia Baru dan Amerika Serikat. Untuk mengakses informasi yang mutakhir mengenai pelayanan-pelayanan tersebut dan negara-negara yang lain di seluruh dunia, silahkan kunjungi website kami di www.derekprince.com

Pernyataan Iman Akan Perlindungan Tuhan

I. <u>Derek Prince:</u> Seseorang bertanya kepada kami, "Bagaimana Anda melindungi diri sendiri jika Anda tinggal di daerah sekitar Timur Tengah atau Balkan (Eropa Tenggara) yang orang-orangnya selalu mengutuki orang lain?" *Bagaimana Anda melindungi diri sendiri?* Ada banyak jawaban yang dapat saya berikan, tetapi berikut ini adalah hal yang Ruth dan saya lakukan setiap malam. Yesaya 54:17 berbunyi demikian:
Setiap senjata yang ditempa terhadap engkau tidak akan berhasil, dan setiap orang yang melontarkan tuduhan melawan engkau dalam pengadilan, akan engkau buktikan salah. Inilah yang menjadi bagian hamba-hamba Tuhan dan kebenaran yang mereka terima daripada-Ku, demikianlah firman Tuhan.
Pernyataan yang penting di sini adalah bahwa kebenaran yang kita terima berasal dari Tuhan, bukan kebenaran kita sendiri. Tuhan telah menutupi kita dengan jubah kebenaran-Nya. Jika kita menghadapi Iblis dan kutukan-kutukan dengan kebenaran kita sendiri, kita tidak mempunyai landasan untuk berpijak. Oleh karena itu setiap malam sebelum tidur, Ruth dan saya membuat pernyataan di bawah ini yang membutuhkan waktu dua atau tiga menit saja untuk mengucapkannya.

II. <u>Ruth Prince:</u> Yang menyebabkan kami mulai melakukan hal ini adalah karena Derek menulis buku yang berjudul "Berkat atau Kutuk: Pilihan di Tangan Anda." Sewaktu dia menulis buku ini,

Iblis mencoba membunuh saya. Saya beberapa kali menderita sakit keras sewaktu buku tersebut sedang ditulis. Akhirnya kami merasa bahwa kami harus mencari suatu jalan untuk melindungi diri kami setiap hari. Sejak itulah kami membuat pernyataan berikut ini setiap malam dan itu menjadi hal terakhir yang kami lakukan sebelum pergi tidur. Oleh karena itu, pernyataan tersebut sangat penting artinya bagi saya. Saya percaya saya tidak akan dapat berada dalam keadaan seperti sekarang ini seandainya kami tidak pernah belajar melakukan hal tersebut.

III. <u>Proklamasi/pernyataan iman untuk perlindungan Tuhan</u>: Tiada satupun senjata yang ditempa untuk melawan *kami* akan berhasil dan setiap orang yang melontarkan tuduhan untuk menghakimi *kami* akan *kami* buktikan salah. Ini adalah warisan *kami* sebagai hamba-hamba Tuhan dan kebenaran *kami* berasal dan Engkau, oh Tuhan semesta alam. Apabila ada orang yang berbicara atau berdoa untuk melawan *kami* atau mencoba mencelakakan atau berbuat jahat kepada *kami* atau telah menolak *kami*, *kami* mengampuni mereka. Karena telah mengampuni mereka, *kami* pun memberkati mereka dalam nama Tuhan Yesus.

Sekarang *kami* menyatakan, oh Tuhan, bahwa Engkau dan hanya Engkau sajalah Tuhan *kami* dan selain Engkau tidak ada yang lain – Allah yang adil dan Juru Selamat; Allah Bapa, Allah Putra dan Allah Roh Kudus – dan *kami* menyembah Engkau! *Kami* menyerahkan diri *kami* kepada-Mu sekali lagi malam ini untuk mematuhi-Mu dengan sepenuhnya. Karena telah menyerahkan diri *kami* kepada-Mu, Tuhan, *kami* pun melakukan apa yang digariskan firman-Mu. Kami melawan si Iblis:

segala tekanannya, serangannya, tipu dayanya, setiap alat atau makhluk yang digunakannya untuk melawan *kami*. **Kami** tidak mau menyerah kepada semua itu! *Kami* melawan dia, mengusir dan meniadakan dia dari hadapan *kami* dalam nama Tuhan Yesus! Secara khusus *kami* menolak dan menangkal: kelemahan, rasa sakit, infeksi, radang, penyakit-penyakit berbahaya, alergi, virus, _____* dan setiap bentuk guna-guna. Akhirnya, Tuhan, *kami* bersyukur kepada-Mu karena melalui pengorbanan Yesus di kayu salib, *kami* telah bebas dari kutukan dan memperoleh berkat Abraham yang Engkau berkati dalam segala hal: peninggian, kesehatan, kemampuan untuk berbuah, kemakmuran, kemenangan dan perkenan Tuhan. Amin.

Catatan:

1. Pernyataan ini disusun berdasarkan ayat-ayat berikut: Yesaya 54-17; Matius 5:43-45; Roma 12:14; Galatia 3:13-14 dan Kejadian 24:1.
2. Terjemahan Yesaya 54:17 disesuaikan dengan terjemahan versi Bahasa Inggris.
3. Kata *"kami"* dapat diganti dengan "saya" atau kata ganti lain yang sesuai dengan keadaan orang yang membuat pernyataan tersebut.
4. * diisi dengan penyakit atau roh yang perlu Anda tolak.

Kumpulan ayat sejenis "Pernyataan Iman" di atas yang dapat memberi kekuatan pada waktu lemah dan tertekan, menyembuhkan pada waktu sakit, memberikan tuntunan pada waktu bingung, dan menambah iman kepada Tuhan dapat Anda baca dalam buku "The Power of Proclamation"

LENGKAPILAH KOLEKSI BUKU ANDA DENGAN BUKU-BUKU KARANGAN DEREK PRINCE LAINNYA:

I. SERI PENGAJARAN ALKITAB & DOKTRIN
- Foundations For Righteous Living (Dasar Iman-Bertobat dan Percaya)
- Foundations For Righteous Living (Dari Sungai Yordan-Faedah Pentakosta)
- Foundations For Righteous Living (Penumpangan Tangan-Kebangkitan Orang Mati-Penghakiman Kekal)
- Jodoh Pilihan Tuhan
- Pelajari dan Pahamilah Alkitab Anda
- Pernikahan Ikatan yang Kudus
- Suami dan Ayah
- Rencana Allah untuk Uang Anda
- Panduan Mengenai Nubuat Akhir Zaman (Menyongsong Masa Depan Tanpa Rasa Takut)

II. SERI PENGENALAN AKAN ALLAH
- Bapa Sejati
- Kasih yang Tidak Kepalang Tanggung
- Petikan Kecapi Daud
- Roh Kudus dalam Diri Anda

III. SERI KESELAMATAN, KESEMBUHAN & KELEPASAN
- Berkat atau Kutuk: Pilihan di Tangan Anda
- Botol Obat Tuhan
- Pertukaran Pada Kayu Salib
- Rasa Tertolak: Bagaimana Mengatasinya

- Mereka Akan Mengusir Setan-setan
- Tinggalkan Kutuk Terimalah Berkat

IV. SERI IMAN, DOA & PEPERANGAN ROHANI
- Puasa yang Berhasil
- Doa dan Puasa Menentukan Masa Depan
- Dapatkan yang Terbaik dari Tuhan
- Iman yang Olehnya Kita Hidup
- Pelayanan Doa Syafaat
- Peperangan Rohani
- Berdoa bagi Kesejahteraan Bangsa
- War in Heaven – Pertempuran dahsyat Allah melawan kejahatan
- The Power of Proclamation
- Kuasa Rohani yang Mengubah Hidup Anda
- Perjalanan Menuju Kekekalan
- Lucifer Exposed
- Mendeklarasikan Firman Tuhan – Renungan 365 Hari
- Empowered For Life

V. SERI PEMBENTUKAN KARAKTER
- Mengalah Itu Indah
- Sehatkah Lidah Anda
- Tujuan Hidup
- Ujian Dalam Kehidupan Orang Percaya

VI. SERI GEREJA DAN PELAYANAN
- Membangun Jemaat Kristus
- Yerusalem Memanggilku
- Rediscovering God's Church – Temukan Kembali Rencana Tuhan yang Semula bagi Gerejanya
- Anda Dipanggil untuk Menjadi Pemenang

Dengarkan juga pengajaran Derek Prince melalui program radio **"Keys to Successful Living"** di stasiun-stasiun radio berikut ini:

- **Jakarta**, RPK FM 96,30
  Pukul 06.45 – 07.00, Setiap hari Senin – Jumat (in English)

- **Semarang**, Radio Ichtus FM 96,50
  Pukul 21.05 – 21.20, Setiap hari Senin – Jumat (in Bahasa)

- **Bandung**, Radio Maestro FM 92,5
  Pukul 22.00 – 22.15, Setiap hari Senin – Jumat (in Bahasa)

- **Manokwari**, Radio Swara Kemenangan FM 101
  Pukul 06.20 – 06.35, Setiap hari Senin – Jumat (in Bahasa)

- **Surabaya**, Radio Sangkakala AM 1062
  Pukul 08.45 – 09.00, Setiap hari Senin – Jumat (in Bahasa)
  Pukul 20.45 – 21.00, Setiap hari Senin – Jumat (in Bahasa)

- **Manado,** Radio El Gibbor FM 95,7
  Pukul 14.00– 14.15, Setiap hari Senin – Jumat (in Bahasa) *
  Pukul 06.00– 06.15, Setiap hari Senin – Jumat (in Bahasa) *

- **Halmahera Utara**, Radio Syallom FM 90,2
  Pukul 07.00 – 07.20, Setiap hari Senin – Jumat (in Bahasa)
  Pukul 20.00 – 20.20, Setiap hari Senin – Jumat (in English)

- **Manado**, Radio ROM 2 FM 102
  Pukul 20.00 – 20.15, Setiap hari Senin – Jumat (in Bahasa)

- **Kendari**, Radio Kendari Solusi FM 98,3
  Pukul 06.00 – 06.15, Setiap hari Senin – Jumat (in Bahasa)

- **Pontianak**, Radio Samaria FM 97,9
  Pukul 15.00 – 15.15, Setiap hari Senin – Jumat (in Bahasa)

- **Lampung**, Radio Heartline FM 91,7
  Pukul 06.00 – 06.15, Setiap hari Senin – Jumat (in Bahasa)

- **Salatiga**, Radio Suara Agape FM 107,9
  Pukul 18.00 – 18.15, Setiap hari Selasa – Sabtu (in Bahasa)
- **Samarinda**, Radio Heartline FM 98,4
  Pukul 06.45 – 07.00, Setiap hari Senin – Jumat (in Bahasa)
- **Medan**, Radio Bethany AM 900
  Pukul 07.00 – 07.15, Setiap hari Senin – Jumat (in Bahasa)
- **Ungaran**, Radio Sahabat Sejati FM 107,7
  Pukul 09.30 – 09.45, Setiap hari Senin – Jumat (in Bahasa)
  Pukul 22.00 – 22.15, Setiap hari Senin – Jumat (in Bahasa)
- **Tasikmalaya**, Radio Nafiri FM 96,2
  Pukul 16.20 – 16.35, Setiap hari Senin – Jumat (in Bahasa) *
- **Malang**, Radio Suara Sangkakala FM 97,9
  Pukul 06.00 – 06.15, Setiap hari Senin – Jumat (in Bahasa)
- **Palangkaraya**, Radio Sangkakala FM 88,4
  Pukul 07.00 – 07.15, Setiap hari Senin – Jumat (in Bahasa)
- **Salatiga,** Radio Bethany FM 107,7
  Pukul 20.30 – 20.45, Setiap hari Senin – Jumat (in Bahasa)
- **Nanga Bulik (Kal-Teng),** Radio Victory FM 101.20
  Pukul 10.00 – 10.15, Setiap hari Senin – Jumat (in Bahasa)
  Pukul 17.00 – 17.15, Setiap hari Senin – Jumat (in Bahasa)
- **Palu,** Radio Proskuneo FM 105,8
  Pukul 06.00 – 06.15, Setiap hari Senin – Jumat (in Bahasa)
- **Bengkulu**, RRI FM 92,5
  Pukul 21.00 – 21.15, Setiap hari Senin – Jumat (in Bahasa)
- **Tayu**, EL Shadday FM 107,7
  Pukul 06.30 – 06.45, Setiap hari Senin – Jumat (in Bahasa)

- **Probolinggo**, Radio Prima FM 89,7
  Pukul 18.00 – 19.10, Setiap hari Minggu (in Bahasa)

Pengajaran Derek Prince juga tersedia dalam bentuk kaset, Audio CD, MP-3, DVD, dan script. Anda juga dapat melihat artikel pengajaran Derek Prince dan *free download* bahan-bahan pengajaran Derek Prince di **www.dpmindonesia.org**

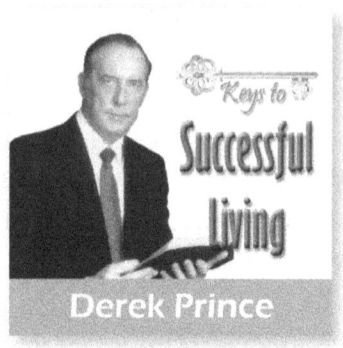

MILIKI SERI PENGAJARAN FIRMAN TUHAN OLEH
DEREK PRINCE DALAM FORMAT AUDIO CD DAN MP3
DI BAWAH INI:

SERI KUASA DOA
- Bagaimana Berdoa dan Memperoleh Apa Yang Kita Doakan Part – 1
- Bagaimana Berdoa dan Memperoleh Apa Yang Kita Doakan Part – 2
- Doa Dalam Keputusasaan
- Memerintah Dengan Doa
- Tujuh Syarat Utama Yang Membuat Doa Anda Dikabulkan

SERI IMAN, PENGHARAPAN & KASIH
- Iman Part – 1
- Iman Part – 2
- Pengharapan Part – 1
- Pengharapan Part – 2
- Sasarannya Adalah Kasih
- Kasih Allah Part – 1
- Kasih Allah Part – 2
- Kasih Allah Part – 3
- Harga Itu Harus Dibayar Dengan Semua Yang Ia Miliki

SERI KARAKTER
- Kesombongan Vs Kerendahan Hati Part – 1
- Kesombongan Vs Kerendahan Hati Part – 2

- Kesabaran
- Ketekunan
- Takut Akan Tuhan Part – 1
- Takut Akan Tuhan Part – 2
- Kehambaan
- Perjalanan Menuju Kesempurnaan Part – 1
- Perjalanan Menuju Kesempurnaan Part – 2
- Kekuatan Melalui Kelemahan
- Pengampunan
- Manusia Lama Dan Manusia Baru
- Pertobatan
- KALEB: Pelajaran Dari Kehidupan Seekor Anjing
- Dosa Independen : Mengapa perkara ini terjadi pada umat Allah

SERI FONDASI IMAN KRISTEN
- Didirikan Diatas Batu Karang
- Otoritas Dan Kuasa Firman Tuhan
- Pertobatan, Jalan Menuju Iman
- Iman Dan Perbuatan
- Dibenamkan di Dalam Air
- Dibenamkan di Dalam Roh Kudus
- Mengalirkan Kuasa Tuhan
- Pada Akhir Zaman
- Kebangkitan Orang Mati
- Penghakiman Kekal

SERI HUBUNGAN DALAM KELUARGA
- Kunci Pernikahan Yang Berhasil
- Kebapaan
- Anda Dan Seisi Rumah Anda

SERI RAHASIA HIDUP DALAM BERKAT TUHAN
- Membangun Hubungan Pribadi dengan Allah
- Membangun Hubungan dengan Umat Allah
- Mengklaim Warisan Kita Part – 1
- Mengklaim Warisan Kita Part – 2
- Berjalan Ke Negeri Yang Berisi Janji- Janji Tuhan Part – 1
- Berjalan Ke Negeri Yang Berisi Janji- Janji Tuhan Part – 2

- Berjalan Ke Negeri Yang Berisi Janji- Janji Tuhan Part – 3
- 12 Langkah Untuk Menuju Tahun Yang Baik Part – 1
- 12 Langkah Untuk Menuju Tahun Yang Baik Part – 2
- 12 Langkah Untuk Menuju Tahun Yang Baik Part – 3
- Mendengar Suara Tuhan Part – 1
- Mendengar Suara Tuhan Part – 2
- Menanti-nantikan Tuhan
- Aman Di Dalam Pilihan Allah Part – 1
- Aman Di Dalam Pilihan Allah Part – 2

Dapatkan juga seri-seri pengajaran Firman Tuhan lainnya! Semua judul tersebut juga tersedia dalam bahasa Inggris. Silakan hubungi kami:

DEREK PRINCE MINISTRIES INDONESIA
Telp: 021 – 4584 6494; 7094 0645
Email: purchase@dpmindonesia.org

www.ingramcontent.com/pod-product-compliance
Lightning Source LLC
Chambersburg PA
CBHW071520040426
42444CB00008B/1735